VALEUR FONCTIONNELLE

DU

MEMBRE INFÉRIEUR

APRÈS LES AMPUTATIONS

SANS INTERVENTION DE LA PROTHÈSE

PAR

M. CORNU (Georges-Louis-Jules)

DOCTEUR EN MÉDECINE

Licencié ès Sciences
Médecin Adjoint technique au Centre d'Appareillage des Mutilés des VI°, XX° et XXI° Régions
Interne des Hôpitaux de Nancy
Moniteur d'Anatomie à la Faculté de Médecine
Lauréat de l'Université de Nancy (Prix Bleicher 1911)
Lauréat de la Faculté des Sciences de Nancy
(Prix du P. C. N. 1909, Prix de Licence 1912)

———— ❋ ————

NANCY
IMPRIMERIE A. COLIN, 11, RUE DES QUATRE-ÉGLISES
—
1920

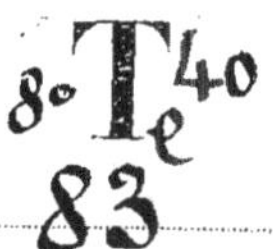

VALEUR FONCTIONNELLE

DU

MEMBRE INFÉRIEUR

APRÈS LES AMPUTATIONS

SANS INTERVENTION DE LA PROTHÈSE

VALEUR FONCTIONNELLE

DU

MEMBRE INFÉRIEUR

APRÈS LES AMPUTATIONS

SANS INTERVENTION DE LA PROTHÈSE

PAR

M. CORNU (Georges-Louis-Jules)

DOCTEUR EN MÉDECINE

Licencié ès Sciences
Médecin Adjoint technique au Centre d'Appareillage des Mutilés des VIe, XXe et XXIe Régions
Interne des Hôpitaux de Nancy
Moniteur d'Anatomie à la Faculté de Médecine
Lauréat de l'Université de Nancy (Prix Bleicher 1911)
Lauréat de la Faculté des Sciences de Nancy
(Prix du P. C. N. 1909, Prix de Licence 1912)

———— ✳ ————

NANCY
IMPRIMERIE A. COLIN, 11, RUE DES QUATRE-ÉGLISES
——
1920

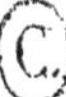

AVANT-PROPOS

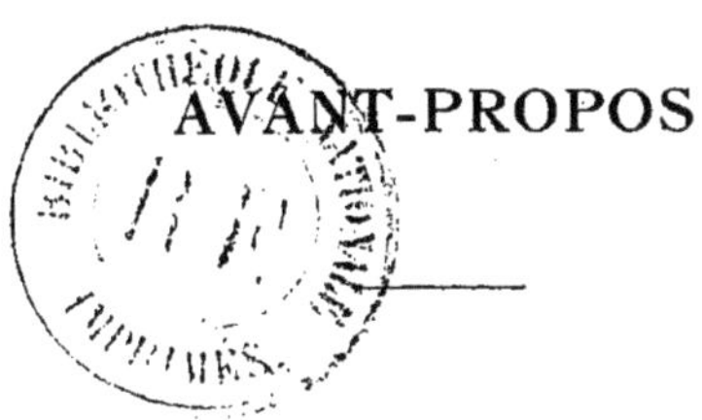

Arraché par la guerre à la Faculté en 1914, pris
dans la tourmente, nous avons cherché du moins,
en nous donnant de tout cœur à nos devoirs professionnels à observer dans la mesure du possible et
à tirer parti de l'expérience dans notre nouveau
milieu.

Certes, d'autres soins plus urgents emplissaient
trop notre existence pour nous permettre la minutie
d'observation désirable. Mais, à l'heure où de pauvres
êtres meurtris réclamaient un secours difficile à
leur apporter et tardif souvent, à l'heure où l'avenir
de la race se jouait dans la tempête, des spéculations
et des notes bien prises n'étaient pas de mise.

Médecin de groupe d'artillerie ou de bataillon
d'infanterie aux plus rudes combats de 1914-15 et
de 1917, assistant en équipe chirurgicale d'H. O. E.
ou d'un service chirurgical de la zone des étapes en
pleine offensive, il nous a fallu reléguer à l'arrière-
plan tout ce qui n'était pas souci de l'heure. Mais de
ces époques de fièvre, nous avons gardé tout au
moins des impressions vives. Nous n'oublierons
jamais les malheureux blessés abandonnés plusieurs
jours sur le champ de bataille, parfois avec un

garrot. Nous ne les oublierons pas, lamentables proies de la hideuse gangrène, aux plaies horribles et infectes, aux membres boursouflés et crépitants. Nous n'oublierons pas ceux qui, parvenus à la limite de la résistance étaient condamnés à la mort ou à une affreuse infirmité par un retard, une hésitation de quelques secondes, un acte opératoire insuffisant ou inopportun.

Nous n'oublierons pas les broiements qui font une masse informe et un foyer de toxines mortelles d'un membre robuste et sain.

Nous avons fait connaissance avec la pourriture d'hôpital, fléau qu'au cours de nos études nous considérions un peu comme ces êtres disparus des époques géologiques, comme une entitité du domaine de la lointaine histoire.

Victime à notre tour d'une blessure, nous avons pu utiliser notre inaction forcée à une observation moins hâtive en collaborant à la rédaction des dossiers médicaux d'abord, en suivant ensuite les interventions de M. le Professeur J. L. FAURE dans la formation ou nous avons reçus des soins si éclairés et si amicaux. Nous y avons vu les suppurations interminables, l'infection purulente, les hémorragies secondaires dépasser les ressources de la science...

C'est à cette époque que le sort des malheureux mutilés du membre inférieur a attiré particulièrement notre attention. Condamnés à demeurer à l'hôpital jusqu'au moment où leur appareillage deviendrait possible, ils se révoltaient à l'idée de voir leur retour au foyer ajourné trop souvent par une fistulette, une ulcération interminables, un œdème obstiné.

Et les événements, par un concours de circonstances extraordinaires nous ont conduit avec ce souvenir vivant au Centre d'Appareillage et de Recherches d'Alger où nous devions terminer la guerre.

Là se trouvait possible « la collaboration patiente et prolongée du chirurgien et du mécanicien, des ressources, un atelier, etc... » comme M. Quénu le désirait pour réaliser en prothèse des progrès parallèles aux résultats opératoires (1). Et de tout cœur sous la direction éclairée de M. le Doyen Curtillet, et de M. le Docteur Danillon à qui nous tenons à témoigner ici notre respectueux souvenir, nous nous sommes voués entièrement à cette collaboration. Non seulement nous y avons vu comme M. Quénu, « l'amélioration du sort de nos soldats mutilés », mais celui de tous les mutilés, ceux de la rue et de l'usine, comme ceux du champ de bataille.

Malheureusement nous nous sommes trouvés dans ce milieu, avec toutes ces possibilités, à une période où l'atelier de prothèse militaire d'Alger devait suppléer à l'insuffisante production des orthopédistes locaux, tandis que la guerre sous-marine réduisait aux seules ressources de la colonie. Il en est résulté que, sollicité encore par des préoccupa-

____

(1) T. Quénu. — Étude sur les plaies du pied. *Revue de Chirurgie*, n⁰ 3-4, t. lii, 1917.

tions plus terre-à-terre, mais plus impérieuses, nous n'avons pas pu assez souvent mettre dans la recherche la précision que nous y aurions souhaitée. Aussi, nous prions de nous excuser si nous n'apportons pas tous les chiffres et toutes les observations que nous aurions pu à l'appui de notre thèse.

Comme il serait prétentieux à un novice de vouloir porter des jugements en des questions si complexes, nous nous sommes astreint à enregistrer des faits précis, appuyés sur la statistique, sur des données solides et sur le consentement des autres observateurs.

On pourra nous dire que nos conclusions ne sont valables que pour la chirurgie de guerre, tirées de l'enseignement de la guerre. Nous pensons avec notre Maître M. le Professeur Weiss (1) que l'enseignement de la guerre ne doit pas être perdu pour la pratique civile. Or, rien ne ressemble autant à des plaies de guerre que les grands traumatismes des accidents de chemin de fer ou d'automobile et ceux dont les agents sont les machines puissantes de l'industrie moderne. Et dans la paix reconquise par le sang des morts et des mutilés de la guerre, la lutte industrielle reprend plus active, avec un machinisme plus puissant et plus étendu. Et une rançon de chair meurtrie paiera dans cette lutte.....

----

(1) Th. Weiss. — De l'appliquation à la chirurgie civile des enseignements de la guerre. *Revue Médicale de l'Est*, 15 février 1920, t. xlviii, nᵒ 4.

INTRODUCTION

Méthode d'étude de la valeur fonctionnelle
d'un membre amputé.

Un membre peut être désarticulé à sa racine ou
amputé plus ou moins loin dans l'un de ses articles
ou dans l'un de ses segments.

Désarticulé à sa racine, le membre est supprimé
anatomiquement. A priori, il l'est fonctionnellement à plus forte raison. Cependant, si la ceinture
est susceptible de donner appui à un appareil prothétique capable de suppléer au moins en partie le
membre disparu dans ses fonctions, il y a lieu de
tenir compte de la valeur fonctionnelle de sup-
pléance mise ainsi en œuvre au niveau de la ceinture, et de la déterminer.

Dans les autres cas d'amputation, soit dans la
contiguité, soit dans la continuité, le membre amputé peut présenter un ou deux segments normaux
intacts entre deux articulations conservées (cuisse
et jambe au membre inférieur). La valeur anatomo-
physiologique de ces segments intacts est facile à
établir par comparaison avec les segments homo-

logues d'un membre sain. Quant au segment modifié par l'amputation, le *moignon*, il demande une étude analogue qui nécessite aussi un terme de comparaison. Ce terme de comparaison est un moignon type idéal, celui que le chirurgien recherche en règle, ce qui permettrait presque de le qualifier de *moignon normal* et que nous appellerons plus simplement le *bon moignon*.

L'étude de la valeur fonctionnelle d'un membre amputé comporte donc, en préliminaire, la définition du bon moignon, de ses qualités, de leur substratum anatomo-physiologique. Cette définition acquise, la valeur fonctionnelle d'un moignon se déterminera comme celle du pied, par exemple, par un certain nombre de mensurations et d'épreuves dont on rapporte les résultats à ceux des mêmes mesures et épreuves pour le type normal.

La valeur fonctionnelle de chaque segment du membre amputé, ainsi déterminée isolément, n'est utile que pour considérer ces segments dans leurs rapports entre eux et dans les rapports du membre avec la ceinture et le corps entier. La valeur des articles entre alors en ligne de compte dans cet examen. Et ceci permet finalement de rechercher jusqu'à quel point l'harmonie anatomique et fonctionnelle préexistant à la mutilation subsiste, d'une part, entre le moignon et ce qui demeure avec lui du membre primitif, d'autre part, entre ce membre ainsi mutilé et le membre symétrique. Et c'est sur cette notion que s'appuie la détermination de la valeur fonctionnelle du membre mutilé, en considérant dans quelle mesure la fonction assurée antérieurement par les deux membres symétriques est troublée par la rupture de ces harmonies préexistantes.

L'étude des faits nous conduira à demander à la statistique quelle proportion de bons moignons nous avons rencontrés dans notre pratique. Nous rechercherons ensuite les motifs pour lesquels les autres moignons ne sont pas bons, quels sont leurs défauts, leurs maladies. Ceci nous amènera à définir *les moignons défectueux et les moignons pathologiques*. Nous chercherons la raison de ces défauts et de ces maladies.

Mais, en tout cela, nous n'avons encore envisagé la question que sous un point de vue, le point de vue du chirurgien, peut-on dire. Recherchant dans quelle mesure la fonction du membre amputé et son intégrité sont compromises par la mutilation, nous n'aurons déterminé qu'une *incapacité fonctionnelle brute* ou, suivant le terme de M. AMAR (1), *l'incapacité non compensée*. C'est là que se bornera le présent travail.

Or, obtenir un bon moignon, sain et régulier au point de vue anatomo-physiologique, est bien, puisque gêne et souffrance sont réduites au minimum, mais ce n'est pas suffisant. Plus ambitieux, le chirurgien doit songer à obtenir un moignon que

------

(1) J. AMAR. — Recherches sur la valeur fonctionnelle des moignons de l'appareil locomoteur et la technique prothétique. — *Revue de chirurgie*, n° 5-6, t. LIII, 1917.

la prothèse rendra utile. « Le chirurgien qui va pratiquer une amputation doit se proposer, avant tout, de sauver la vie du malade.

« Mais ce n'est point assez qu'un amputé respire, il faut encore que l'infirmité consécutive à l'opération ne fasse pas de la vie un insupportable fardeau.

« C'est pourquoi l'opérateur doit se préoccuper toujours de diminuer, dans la mesure du possible, par le choix du procédé et de l'appareil prothétique, les inconvénients définitifs de la mutilation qu'il va produire » (1).

En d'autres termes, en même temps que le point de vue du chirurgien, l'opérateur doit envisager le point de vue de l'orthopédiste. Et même, songeant qu'il n'opère pas pour accomplir un acte chirurgical conforme à ses goûts et à ses principes, le chirurgien doit tenir compte des goûts et de la condition de son opéré. Il ne condamnera pas, par exemple, sous prétexte que les amputations partielles de l'arrière-pied sont excellentes en principe, appareillées par la botte de Roux ou le « pied de cheval », l'employé ou le voyageur de commerce qui ne veulent pas porter ces chaussures inesthétiques, à marcher avec un appareil incommode et fragile nécessaire à leur lieu et place.

Avant, pendant, après son opération, le chirurgien doit se préoccuper du parti que la prothèse tirera

---

(1) FARABEUF. — *Précis de manuel opératoire*, Paris, 1914.

du moignon et régler, en conséquence, opération
et soins post-opératoires, les indications cliniques
étant remplies par ailleurs.

« Faut bien considérer là où tu dois faire l'amputation, car selon l'art, faut garder le corps humain
entier tant qu'il sera possible. Par quoy tu dois
oster le moins que tu pourras de la partie saine. Ce
néantmoins, faut avoir considération de l'action et
ornement de la partie, lesquels te donneront conseil
de couper la dicte jambe à cinq doigts ou environ
pers le genouil : pour ce que l'amputation faite en
ce lieu, la partie pourra après mieux faire son
action qui sera marcher avec une jambe de bois ».
(A. PARÉ.)

Et, en dernier ressort, ce qui est utile à rechercher, c'est la valeur fonctionnelle du membre
amputé, la prothèse une fois intervenue, la *capacité fonctionnelle compensée* de M. AMAR, compensée
par l'usage d'un membre ou segment de membre
artificiel adéquat à la mutilation.

Pour y parvenir, il serait nécessaire au préalable
de faire l'inventaire rapide des ressources de la
prothèse actuelle, rechercher les principes rationnels de cet art, et examiner les conditions optima
pour leur application aux amputés du membre
inférieur. Ensuite, revenant aux faits, en exami-
nant comment, en pratique, les moyens prothétiques actuels assurent la compensation par l'appareillage des mutilations du membre inférieur, nous
verrions alors les résultats obtenus finalement
pour chaque amputation aux différents lieux.

Ceci fera l'objet d'un travail que nous nous proposons de publier ultérieurement.

Actuellement, dans le présent travail, un premier chapitre nous servira à définir lo « bon moignon ». Un second sera consacré à l'étude statistique des amputations du membre inférieur que nous avons observées. Dans un troisième nous étudierons les défauts et les maladies des moignons. Enfin nous tirerons des faits consignés un certain nombre de conclusions immédiates.

CHAPITRE PREMIER

Le bon moignon. — Étude anatomo-physiologique.

§ I. — Caractères du bon moignon.

Farabeuf (1), en son style lapidaire a heureusement défini le bon moignon dans les termes suivants :

« Un moignon est bon lorsqu'il est *indolent et solide* c'est-à-dire apte à se mouvoir sans douleur et à supporter les pressions du sol, de l'outil ou de l'appareil sans s'ulcérer ; il est *parfait* lorsque, outre ces qualités principales, il possède une *forme régulière, esthétique* ».

Forme. — La forme régulière, esthétique, pour un moignon est la forme d'un tronc de cône, celle de la portion du segment de membre dont il provient telle qu'avant l'amputation, tronc de cône terminé par une surface courbe se rapprochant autant que possible d'une calotte sphérique.

Ainsi au moignon on peut considérer une base

---

(1) Farabeuf. — *Loc. cit.*

correspondant à son extrémité articulaire, une surface latérale et un sommet mousse libre.

Longueur. — Il est habituel de répéter que le moignon doit être aussi long que possible, parce qu'il représente ainsi un plus long bras de levier et par suite une puissance plus grande. En étudiant la puissance des moignons, nous verrons ce que vaut cette affirmation. La longueur du moignon, en tout cas, doit être suffisante pour y permettre une adaptation et une solidarisation convenable des appareils prothétiques et ne pas être assez longue pour que le moignon recouvert de l'appareil représente une longueur supérieure à celle du segment symétrique dans le membre sain.

Coloration. — En toutes ses parties, le moignon doit présenter la couleur d'un membre normal, sans pâleur ni cyanose. La cicatrice, aussi étroite que possible, possède seule une coloration un peu différente, généralement grisâtre pour les moignons assez anciens.

Température. — Elle doit être égale à la température périphérique du reste du corps, sinon il y a infection ou troubles circulatoires.

Consistance. — Elle est ferme et élastique comme celle de tout segment de membre bien en chair.

Constitution. — Le moignon comprend un squelette et des parties molles (muscles, tendons, aponévroses et appareil tégumentaire). Il reçoit une vascularisation et une innervation dérivées de celles du segment dont il provient.

Le squelette est constitué par le moignon osseux.

L'extrémité osseuse, après la section, doit être restée régulière et sans aspérités ni encoches. Généralement elle est un peu effilée ; parfois, plus rarement, légèrement et régulièrement renflée en battant de cloche. On s'en assure facilement par la radiographie.

Le canal médullaire est fermé à son orifice sur la section par un opercule de tissu compact mince (environ 1 millim. sur les quelques moignons assez anciens que nous avons pu disséquer). Cet opercule se raccorde au cylindre compact de la diaphyse, dont la lumière se rétrécit dans les 2 ou 3 derniers centimètres.

Le périoste a conservé son aspect et sa structure normale autour de la diaphyse osseuse. Il se poursuit sans solution de continuité avec une lame de tissu fibro-conjonctif de morphologie identique à la sienne qui recouvre l'opercule compact dont nous venons de parler et a certainement présidé à son édification. Cette coiffe fibro-périostée de la surface de section osseuse est intimement unie, d'autre part, à du tissu fibreux néo-formé très résistant dérivant des muscles sectionnés et des aponévroses qui, par ce moyen s'y trouvent littéralement greffés.

S'il y a eu désarticulation, les extrémités articulaires osseuses s'atrophient, diminuent de volume, tendent à devenir régulièrement arrondies ou même coniques.

Les muscles des moignons doivent être distingués en superficiels et profonds.

Parmi les muscles profonds, les uns, nés au

segment sus-jacent ont en outre leurs insertions inférieures sur le squelette du moignon, au-dessus de la surface de section. Ainsi ils subsistent dans toute leur intégrité : ce sont eux, avant tout, qui constituent les moteurs du moignon. Les autres, dont ce sont les insertions supérieures qui se trouvent sur le squelette du moignon sont de ce fait intimement adhérents à ce squelette auquel ils forment un revêtement qui l'entoure d'une gaìne peu mobile. Si on les suit par la dissection vers l'extrémité du moignon, on constate qu'ils ont subi une atrophie de plus en plus marquée à mesure que l'on avance vers cette extrémité. Au niveau de la section osseuse cette atrophie est très prononcée et les faisceaux musculaires ont subi la dégénérescence fibreuse. Ils ne forment plus que des trousseaux fibro-conjonctifs noyés dans un tissu fibro-adipeux et peu à peu se fusionnent d'une part avec les aponévroses, d'autre part avec le tissu fibro-périosté que nous avons précédemment décrit recouvrant l'extrémité osseuse.

Les aponévroses profondes de leur côté, après avoir gardé leur rapports et leur structure normaux s'épaississent et se rétractent autour des muscles atrophiés, se renforçant sans doute en partie de fibres musculaires dégénérés. Finalement elles viennent se confondre dans le noyau inodulaire où déjà nous venons de voir se fusionner muscles et périoste sur la section de l'os.

Les muscles superficiels engainent cet ensemble d'un étui en doigt de gant, entourés de leurs aponé-

vroses et mobiles sur les muscles profonds fixés à
l'os. Un peu au-dessus de la section osseuse, ils s'in-
fléchissent, diminuent de volume et présentent, eux
aussi, des traces de dégénérescence fibreuse ; mais
en conservant encore leur individualité. Peu à peu
ils deviennent complètement fibreux, séparés et
contenus dans des loges aponévrotiques épaissies et
infiltrées de tissu conjonctivo-adipeux, qui provient
de toute évidence du périmysium et probablement
de fibres musculaires en dégénérescence graisseuse.
La dissection montre les loges aponévrotiques riches
en fibres nacrées typiques se poursuivre sans solution de continuité avec les aponévroses d'enveloppe
qu'elles représentent, épaissies par rétraction et
par coalescence entre elles et avec les aponévroses
des muscles profonds. Loges fibro-aponévrotiques et
faisceaux fibreux provenant des muscles dégénérés
se terminent finalement dans le noyau inodulaire
où nous avons vu se perdre périoste et muscles
profonds. Ainsi ces muscles se trouvent greffés en
quelque sorte, dans un bon moignon, à l'extrémité
osseuse, par de véritables tendons néo-formés glis-
sant dans des gaînes fibreuses. Ceci a des consé-
quences importantes :

1° Cette greffe s'oppose à la rétraction musculaire ;

2° Les muscles ainsi greffés ont un effet utile par
leur contraction. Nés dans le segment sus-jacent
ils constituent de nouveaux moteurs du moignon.
Nés à la base du moignon, ils ne peuvent aider à
aucun mouvement actif du levier osseux, mais leur
contraction affermit le moignon, augmente un peu

son volume au niveau de leur partie demeurée franchement charnue, c'est-à-dire vers la base, et le moignon donne ainsi, pour les mouvements, un appui plus solide à l'appareil prothétique.

L'ensemble fibro-conjonctif, riche en tissu adipeux, provenant des muscles et aponévroses, constitue sur l'extrémité osseuse un matelassage souple et élastique qui ne lui adhère que par le noyau inodulaire très réduit, lui-même compris dans cette atmosphère protectrice. Au contraire, la surface osseuse est-elle coiffée uniquement par une calotte de tissu inodulaire, c'est à la périphérie de celle-ci, que se trouvent insérés les muscles. Leur contraction provoque des tiraillements et l'attrition par la saillie osseuse de ce tissu peu résistant, sans souplesse, sans élasticité, où éclatent facilement les accidents que nous étudierons plus tard dans les mauvais moignons.

Parmi tous ces tissus mous les vaisseaux sont demeurés avec leurs rapports antérieurs ou presque, si le chirurgien a su respecter les branches d'origine en taillant les parties molles. D'où la nécessité sur laquelle a insisté FARABEUF, non seulement de savoir ménager les artères assez importantes, mais encore de « raser les os à la Ravaton » avant de les sectionner, pour respecter le plus possible les vaisseaux. Ceci est très important, à la jambe surtout, où la nutrition est assurée par de nombreux rameaux presque perpendiculaires, nés de vaisseaux longitudinaux placés à une grande profondeur (1).

(1) FARABEUF. — *Loc. cit.*

Ainsi toute la vascularisation du moignon doit être demeurée ce qu'elle était avant l'amputation. Ce n'est que dans la partie toute terminale, au voisinage de la cicatrice que les vaisseaux de quelque importance s'oblitèrent et se terminent par des tractus fibreux, qui se perdent peu à peu dans le tissu cicatriciel. Les petits vaisseaux doivent rester intacts et perméables jusqu'à la cicatrice, au niveau de laquelle ils ont donné des néo-vaisseaux, de « nouvelles anastomoses qui fixent dans le moignon l'équilibre de la circulation » (LARREY) (1).

En résumé les tissus mous, le tissu musculaire en particulier, même dégénéré, conservent sur toute la longueur du moignon des propriétés précieuses. Dans son traité de Médecine Opératoire, SÉDILLOT l'indique nettement et FARABEUF le met en lumière : « Il n'est pas indifférent, écrit ce dernier, d'avoir ou de n'avoir pas une couche de chair à interposer entre le squelette et les téguments. Bien que les muscles ne conservent généralement ni leur volume, ni leur structure au voisinage de la cicatrice, ils n'en sont pas moins très utiles car lorsqu'on est assez heureux pour en obtenir la cicatrisation en bonne place, ils couvrent l'os et le séparent de la peau qui, par suite, se mobilise facilement. Ils font plus : solidement insérés sur l'extrémité du moignon, ils peuvent le mouvoir et le rendre apte à mouvoir un appareil ».

Recouvrant les muscles, nous trouvons enfin la

____

(1) Baron D. J. LARREY. — *Clinique Chirurg.*, 1829, t. II, Amputations.

peau et une épaisseur plus ou moins grande de tissu sous-cutané.

La peau doit être bien nourrie, souple, peu tendue, mobile sur le plan musculo-aponévrotique sous-jacent. Elle ne doit présenter aucune altération, aucune inégalité. La cicatrice cutanée doit être linéaire, elle-même souple, peu adhérente.

Le tissu sous-cutané doit être mollement élastique et ne présenter aussi qu'une lame cicatricielle aussi mince que possible, qui unit directement la cicatrice cutanée au tissu inodulaire profond.

Ainsi se trouvent constitués autour de l'os, dans le bon moignon les « trois cylindres » dont le chirurgien escompte la mobilité et le glissement, l'élasticité, le jeu réciproque :

« 1° La *peau* qui joue sur les muscles superficiels;

« 2° Les *muscles superficiels* mobiles également sur les muscles profonds;

« 3° Les *muscles profonds* fixés et adhérents à l'os » (1).

C'est en effet grâce aux qualités des tissus et à leurs rapports normaux conservés au maximum que le moignon est indolent et solide. Les mouvements ne peuvent s'y accompagner ni de tension gênante, ni d'attrition, ni de tiraillement ou rupture d'aucun fibre, aucune adhérence, aucun ramuscule nerveux.

---

(1) Th. Tuffier, *Arch. de méd et pharmac. milit.*, mars 1916. L'état fonctionnel des moignons des amputés de guerre en 1914-1915.

La fine innervation des tissus est demeurée intacte, jusqu'à la cicatrice, dans les bons moignons. Les extrémités des nerfs sectionnés, d'autre part, perdues dans l'atmosphère conjonctive qui matelasse la surface de section osseuse et protégées par elle, ne doivent être que légèrement renflées, ou même effilées et en tous cas libres. Les anastomoses nerveuses, que LARREY croyait nécessaires, comme les anastomoses vasculaires, existent parfois (SÉDILLOT, LEGOUEST, FARABEUF). L'étude des phénomènes de régénération nerveuse après section permet de comprendre comment se produisent ces anastomoses, mais en même temps indiquent qu'il s'agit là d'un processus aveugle qui n'aboutit à rien de physiologiquement utile et peut être l'origine de troubles névritiques.

Innervation et vascularisation abondantes et aussi normales que possible dans toutes les parties sont d'excellentes conditions physiologiques de nutrition qui permettent le travail au moignon. Et à ce point de vue la conservation à la peau, dans toute son étendue, de son tissu sous-cutané « son porte-vaisseaux, sa doublure nourricière. (FARABEUF) présente une importance considérable, comme celle des muscles.

Sensibilité. — A cette question de l'innervation se rattache celle de la sensibilité du moignon. Cette sensibilité joue un rôle important un peu méconnu. Il ne suffit pas qu'un moignon soit indolore, il est nécessaire en outre qu'il possède une sensibilité normale sous ses diverses modalités : sensibilité superficielle au contact, à la température, à la pression ; sensibilité profonde (musculaire, aponévrotique, tendineuse, articulaire). Il ne faut pas perdre de vue que ces diverses sensibilités jouent un rôle considérable dans les mouvements et la nutrition. Elles sont le point de départ de réflexes et de sensations qui assurent dans le mouvement la régularité, la mesure de l'effort, l'orientation ; dans la nutrition, la circulation locale, et le tonus tissulaire ou cellulaire. Conscient ou non, spinal ; bulbaire, cérébral ou sympathique, quels que soient ses conducteurs ou ses centres, un réflexe a toujours à son origine une excitation périphérique recueillie par une terminaison sensitive. D'autre part, s'il existe dans les centres nerveux des localisations segmentaires, il y a toujours des phénomènes normaux d'association et de dépendance entre centres voisins, qui se traduisent par des faits d'interférence et d'intersuppléance. Et dans ces associations intervient une hiérarchie des centres : les centres physiologiquement les plus riches prennent une part plus grande que les autres à la vie des territoires qui ne relèvent pas d'eux directement.

L'amputation est suivie de la dégénérescence vallérienne ascendante des fibres centripètes sectionnées et secondairement, la régénération de celles-ci étant impossible, de la dégénérescence des centres correspondants eux-mêmes. Or, dans tout membre, c'est le segment terminal qui est le plus richement et le plus délicatement innervé. C'est lui qui prend, en raison de sa situation, le contact le plus intime avec le monde extérieur. Pour un mouvement donné du membre, il parcourt la plus grande trajectoire et, par suite occupe dans l'espace une position nouvelle plus facile à déterminer par comparaison à la position antérieure. Il apporte aux centres des renseignements et des excitations plus nombreux, plus précis, plus variés que tout le reste du membre. Les centres correspondants en sont à la fois plus riches anatomiquement et physiologiquement : plus riches en cellules, elles-mêmes mieux dotées de prolongements et plus actives. Ce sont elles qui dégénèrent après son ablation.

Ainsi, par l'amputation, le membre se trouve privé de son innervation centrale et périphérique la plus importante. La conséquence immédiate, quelle que soit la valeur du moignon, est une pertubation considérable dans la sensibilité et consécutivement la trophicité et la motricité du membre amputé.

L'examen de la sensibilité cutanée, la plus pratiquement accessible à nos moyens d'investigation nous a montré constamment, pour les meilleurs moignons, une diminution marquée de l'acuité sensitive. Nous avons étudié celle-ci par la recherche du seuil de la discrimination tactile, en opérant par comparaison entre des points symétriques du membre amputé et du membre sain. Nous avons relevé souvent des différences d'écartement de 2, 3, 4 millim. entre les pointes de l'esthésiomètre. Fréquemment, mais non constamment, nous avons constaté le phénomène du rejet latéral, signalé par

M. Amar. Si l'on touche un point sur l'extrémité du moignon, les yeux étant bandés, le mutilé localise la sensation sur un point plus ou moins éloigné du point touché, plus haut sur la surface latérale.

Assez souvent aussi, surtout sur les moignons très récents, nous avons constaté du retard à la perception de la sensation de contact.

De plus, il existe souvent, au niveau et au voisinage de la cicatrice, de la dysesthésie : le contact provoque, par exemple, une sensation de picotement ou de chaleur. Cette sensation est souvent éveillée par une excitation beaucoup plus faible que l'excitation minima perçue par la surface cutanée voisine du moignon.

Enfin, il y a aussi pour les meilleurs moignons, anatomiquement parlant, des troubles subjectifs de la sensibilité. Les plus importants sont les *fourmillements* à l'extrémité du moignon, et l'*hallucination du membre absent* (phénomène de Weir-Mitchell).

Les fourmillements sont perçus spontanément ou peuvent être déterminés par la pensée de l'action habituellement accomplie par le segment amputé. Sans faire intervenir des fibres récurrentes comme le pense M. Amar, nous croyons que ce phénomène s'explique simplement. Les fourmillements, très constants dans les névrites, accompagnent la dégénérescence nerveuse. Or, chaque acte est précédé, avant toute contraction active, d'une modification du tonus musculaire préliminaire à cette contraction et indépendante d'elle à son origine. La représentation psychique de l'acte provoque cette modification tonique comme elle provoque la salivation psychique à l'idée d'un aliment. Ceci suffit, avec des muscles sectionnés et dégénérés comme ceux du moignon, des nerfs eux-mêmes atteints de névrite dégénérative en partie ou en totalité, des centres nerveux touchés par le même processus, à déclancher le fourmillement symptomatique de dégénérescence nerveuse.

Quant au phénomène de Weir-Mitchell, il est d'origine centrale comme toute hallucination. Il est dû à ce que la perception est un phénomène cérébral et forme avec la représentation psychique et la mémoire un tout fonctionnel que divise artificiellement l'analyse psychologique. C'est ce qui explique pourquoi, suivant la remarque de M. Amar, cette hallucination peut persister très longtemps associée à un souvenir professionnel. Très longtemps « l'amputé sent la main serrant l'outil de travail, le pied orienté dans la position qu'exigeait le métier ». Simplement parce que les souvenirs professionnels sont liés aux signes psychiques les plus profondément incrustés. Et si, quelle que soit la hauteur de l'amputation, l'amputé sent surtout ou uniquement son pied, le segment terminal, plus rapproché d'ailleurs que normalement, et d'autant plus rapproché que l'amputation a été pratiquée plus haut, c'est en raison de l'importance expliquée précédemment de la sensibilité de ce segment dans les phénomènes neuro-psychiques. D'ailleurs, en psycho-physiologie, c'est un fait constant que toute excitation ou image est projetée vers les terminaisons périphériques et rapportées à elles par les centres.

Chez les sujets normaux, cette hallucination s'estompe peu à peu et est disparue après deux ans en moyenne chez les mutilés que nous avons interrogés. Elle persiste davantage chez les individus plus cultivés que chez les travailleurs manuels. Mais, comme toute hallucination, elle peut être le point de départ d'une véritable psychose et, plus ou moins modifiée, devenir permanente. « C'est dans l'inaction, l'oisiveté attristée que se manifeste la sensation, parfois douloureuse, du membre fantôme » (J. Amar).

Il faut encore signaler d'autres sensations subjectives souvent tenaces à rapporter, de toute évidence, comme le fourmillement, à la névrite dégénérative. Telles sont les sensations de froid, d'eau qui coule, de picotement sur le trajet d'un nerf, « le long de la couture du pantalon », sur la cicatrice. Ces sensations sont très analogues à celles des sciatiques banales, mais, dans les amputations de cuisse, siègent fréquemment sur le trajet du crural.

Tous ces troubles de sensibilité sont avant tout l'apanage des moignons récents. Ils sont plus accentués dans le cas d'amputation à lambeaux, et d'autant plus que le lambeau est plus long et qu'on l'examine plus près de son bord libre. c'est-à-dire de la cicatrice après réunion. D'où supériorité, à ce point de vue, des moignons obtenus par la méthode circulaire.

Quoi qu'il en soit, quelle que soit leur forme prédominante, ces troubles sensitifs ont tout au moins une action nette sur la motilité du moignon : il existe un véritable vertige du moignon que les centres n'arrivent plus à situer dans l'espace. et des phénomènes d'ataxie consécutifs.

Si très tôt les terminaisons sensitives, les fibres, les neurones centraux restés au membre sont soumis à des excitations nouvelles, celles qu'ils recevront désormais, auxquelles ils devront répondre, si, sous le contrôle de la vue, de la main au besoin, des mouvements coordonnés pour un acte précis sont exécutés, vite les suppléances s'établissent et de nouvelles associations nerveuses se constituent pour le membre diminué. C'est alors que l'acuité sensitive se relève, le rejet latéral disparaît et peu à peu, l'hallucination du membre absent s'efface. En même temps, l'atrophie cesse de progresser, l'élasticité des parties molles reparaît, les mouvements prennent de la précision et de la vigueur. D'où l'utilité d'une éducation sensitive post-opératoire qui se fait d'elle-même au cours des manœuvres de mobilisation, de massage et de tapotement et au maximum par un appareillage provisoire précoce du membre mutilé.

Mobilité. — Un bon moignon doit être très mobile : d'une part, son articulation doit permettre librement tous les mouvements normaux, avec leur amplitude normale ; d'autre part aucune contracture, aucune rétraction musculaires ne doivent limiter ces mouvements. Ceci s'obtient par la mise du moignon en bonne position dans l'axe normal du membre dès les premiers pansements, par sa mobilisation précoce dès les premiers jours et surtout par l'appareillage provisoire dès que l'état local le permet. Et ce n'est pas nouveau, en 1696 VERDUIN (1) disait : « le mouvement du genou reste libre, si on observe « de mouvoir le moignon pendant la cure. »

Puissance. — Au point de vue de son utilité finale, le moignon est un organe moteur. Sa puissance importe autant, sinon plus dans certains cas qu'une bonne conformation, des tissus vigoureux, une sensibilité et une mobilité suffisantes. Cette puissance lui vient de ses muscles qui travaillent par l'intermédiaire du levier osseux.

Sauf le pied, les segments normaux ou les moignons du membre inférieur sont construits sur le type des leviers du troisième genre (puissance entre le point d'appui et la résistance).

Le point d'appui se trouve dans l'articulation sus-jacente, au niveau de l'axe articulaire (axe de l'articulation coxo-fémorale pour la cuisse, du genou pour la jambe). Les mouvements autour de ces axes ou plus exactement des centres articulaires sont complexes et il est nécessaire de considérer isolément, pour notre étude, les mouvements les plus importants, les plus typiques, ceux qui font la fonction principale et caractéristique de l'articulation envisagée. En pratique, d'ailleurs, cette façon de faire est suffisante, les mouvements négligés étant tout à fait secondaires. A l'articulation coxo-

---

(1) Cité par SABATIER : de la *Méd. opératoire* t. III 1810.

fémorale, nous aurons à retenir la flexion et extension de la cuisse, mouvements autour d'un axe frontal, l'abduction et adduction mouvements autour d'un axe perpendiculaire au premier dans un plan sagittal. Au genou, un seul mouvement importe : celui de flexion extension autour d'un axe frontal sensiblement parallèle à celui de l'articulation précédente.

La puissance motrice, nous l'avons dit, est la force musculaire appliquée au levier osseux. Comme l'a bien montré Duchenne de Boulogne normalement tout mouvement met en jeu plusieurs muscles : un muscle ou un groupe de muscles auquel incombe l'action principale, des agonistes et des antagonistes plus ou moins nombreux. L'action finale est une résultante variable dans son intensité, comme dans son point d'application, suivant des combinaisons à peu près infinies, par l'intervention d'un plus ou moins grand nombre des muscles du segment, agissant chacun avec une intensité plus ou moins grande. De là, normalement, le nombre extraordinaire de mouvements variés et précis que chaque membre peut exécuter.

Mais, plus un mécanisme est compliqué et précis, plus la moindre modification y apporte de perturbation. Or, une amputation amène des modifications capitales, supprime fonctionnellement ou presque des muscles, des groupes musculaires, change dans les cas les plus simples, les insertions de certains, les raccourcit, apporte à tous des troubles trophiques et toniques. C'est, pour le moignon, une cause d'ataxie plus considérable qui s'ajoute à l'ataxie d'origine sensitive que nous avons précédemment étudiée. Si l'on demande à des amputés récents d'atteindre avec leur moignon un but déterminé, de l'engager, par exemple, dans un anneau suffisamment large placé à bonne portée, ils n'y arriveront qu'après de multiples mouvements mal coordonnés et maladroits. Ils n'acquièrent une certaine précision dans ces mouvements qu'après des exercices assez longs sous le contrôle attentif de la vue et l'intervention des mains au début, guidant le moignon. Remarquons en passant que nous avons pu constater, ce qui confirme le rôle de la sensibilité précédemment signalé, que les plus malhabiles sont ceux qui présentent les troubles sensitifs les plus considérables. Cette ataxie disparaît avec ses causes, par la double éducation sensitive et motrice du moignon. Nous ne reviendrons pas à la première.

Pour la seconde, soit par les exercices sous le contrôle de la vue et avec l'aide des mains au début, soit surtout par l'appareillage précoce, un équilibre nouveau plus ou moins parfait suivant les dispositions anatomiques persistantes, se rétablit peu à peu entre les muscles restés en présence et plus ou moins modifiés. On conçoit, d'ailleurs, l'importance de poursuivre très tôt cette rééducation alors que la dégénérescence musculaire peu accentuée permet le retour rapide à une harmonie fonctionnelle précieuse.

Ces faits établis, pour les besoins de notre étude et comme on y est habitué couramment, nous considérerons chaque mouvement comme l'apanage d'un muscle ou d'un groupe de muscles qui, effectivement y joue le rôle primordial. Nous considérerons le point d'application de la puissance musculaire comme très voisin de l'insertion du muscle retenu ou de l'insertion principale s'il s'agit d'un groupe musculaire.

A la cuisse, il existe : Un fléchisseur principal, le psoas iliaque, quatre fléchisseurs accessoires : pectiné et (jambe fléchie) couturier, droit interne, (jambe étendue) droit antérieur ;

Un extenseur principal, grand fessier, quatre extenseurs accessoires la jambe fléchie : biceps, demi tendineux, demi-membraneux ;

Deux abducteurs principaux : moyen et petit fessier, trois accessoires : tenseur du fascia lata et (la cuisse fléchie) pyramidal (la jambe fléchie) couturier.

Le groupe des trois adducteurs et du pectiné et adducteur accessoire (jambe fléchie) droit interne.

L'amputation de cuisse dans le petit trochanter ou au-dessus (entre les deux trochanters) supprime tous les fléchisseurs, tous les extenseurs et tous les adducteurs, seuls persistent les abducteurs. Ceux-ci, sans antagonistes mettent le petit moignon osseux en abduction (ce qui est gênant pour l'appareillage), et ne jouent aucun autre rôle. Au point de vue fonctionnel le résultat est le même qu'une désarticulation de hanche avec l'aggravation de cette gêne par le morceau de fémur persistant en abduction.

L'amputation immédiatement au-dessous du petit

trochanter supprime tous les fléchisseurs accessoires sauf le pectiné. Même s'ils se greffent à la section osseuse la briéveté de ce qui en reste rend leur action négligeable. La flexion est due pratiquement au seul psoas dont la forme s'applique sensiblement à son insertion au petit trochanter, à 7 cent. environ au-dessous du sommet du grand trochanter. Elle supprime les extenseurs et les adducteurs. Fléchisseurs et abducteurs, privés d'antagonistes mettent le moignon en flexion et abduction, mais déjà il existe un bras de levier qui n'est plus négligeable.

L'amputation au-dessous de l'insertion du grand fessier (14 cent. environ du grand trochanter) conserve les fléchisseurs principaux, psoas et pectiné, l'extenseur principal (grand fessier) et les abducteurs. La force du grand fessier est appliquée au levier osseux à son insertion inférieure.

Les trois adducteurs insérés sur toute la ligne àpre, leur insertion la plus élevée sensiblement au même niveau que l'insertion du grand fessier sont respectés au moins partiellement dès que le moignon a plus de 14 cent. au-dessous du grand trochanter. Il ne faut pas oublier leur grande puissance. Même très partiellement conservés, ils sont suffisants après adaptation (moignons de 20 cent. et plus). Le point d'application de leur résultante se trouve dans l'intervalle compris entre 14 ou 15 cent. au-dessous du grand trochanter et l'extrémité osseuse, et sensiblement au milieu de cet intervalle.

Enfin, l'amputation très basse de cuisse ou plus exactement le Gritti qui greffe le tendon rotulieu à l'extrémité du fémur conserve le droit antérieur, un bon fléchisseur ; de la sorte, la flexion produite à la fois par le psoas, le pectiné et le droit antérieur dispose d'une force plus grande, résultante des actions coordonnées des trois muscles et dont le point d'application est situé sur le fémur plus bas que l'insertion du psoas, à une distance proportionnelle aux forces du psoas et du pectiné d'une part, du droit antérieur de l'autre.

A la jambe, nous avons :

Un extenseur principal, le quadriceps ; un accessoire, le tenseur du facia lata ;

Les muscles de la patte d'oie et le biceps comme fléchisseurs principaux, fléchisseurs accessoires : le poplité et, quand le pied prend appui au sol, les jumeaux et le plantaire grêle.

Tant que l'amputation n'atteint pas la tubérosité antérieure du tibia, les extenseurs de la jambe sont conservés et leur puissance est appliquée en ce point, insertion du tendon rotulien.

En outre, comme LARREY et VELPEAU (1) après lui l'ont montré, la section au-dessus de la patte d'oie n'empêche pas à la jambe l'action des muscles fléchisseurs sur le moignon.

Il est permis, par suite, de considérer que la résultante de l'action des fléchisseurs aussi bien que celle des extenseurs sur un moignon d'amputa-

---

(1) VELPEAU. — *Nouveaux éléments de Méd. Opérat.*, Paris 1839.

tion de jambe, est située à une distance du centre articulaire du genou très voisine de la distance de ce centre à la tubérosité antérieure du tibia soit 6 à 7 cent. de l'interligne articulaire.

Ainsi, nous connaissons maintenant les points d'appui, les axes de mouvement de nos moignons du membre inférieur, envisagés comme leviers simples, leurs muscles moteurs et les points d'application de leur puissance. Il nous reste à envisager encore la résistance qu'ils ont à vaincre pour se mouvoir et le point d'application de cette force pour chaque moignon.

Cette résistance pratiquement peut être considérée comme due uniquement à la pesanteur. Elle est sensiblement proportionnelle au poids du moignon considéré et elle a son point d'application au centre de gravité de ce moignon.

Disons tout de suite que la longueur des bras de levier se mesurant entre le point d'appui d'une part, le point d'application de la puissance et le point d'application de la résistance d'autre part, dire que l'on conserve un long moignon pour avoir un moignon plus puissant « en augmentant son bras de levier » est donner une apparence de raison qui ne repose sur rien de réel. Prenons, par exemple. la cuisse. Nous avons vu que l'amputation à 20 cent. du grand trochanter conserve les fléchisseurs sauf le droit antérieur, les abducteurs, les extenseurs et une portion suffisante des adducteurs. Le bras de levier de la puissance a une longueur qui dépend uniquement de l'insertion de ces muscles, puisqu'il

se mesure du centre de l'articulation coxo-fémorale
au point d'application de la résultante de leurs
forces. Le bras de levier de la résistance a pour
longueur la distance entre le centre de gravité du
moignon et le même centre articulaire coxo-fémoral.
Une amputation faite 8 cent. plus bas, à 28 cent. du
trochanter conserve les mêmes muscles, plus une
nouvelle portion d'adducteurs, ce qui ne présente
aucun intérêt : le bras de levier de la puissance
reste pratiquement le même. Par contre, le poids du
moignon et le bras de levier de la résistance ont
augmenté car le centre de gravité est situé plus bas.
Il en résulte qu'avec ce moignon plus long, la puissance n'a pas varié, mais par contre, pour le même
déplacement du moignon à effectuer, cette puissance
demeurée identique a à accomplir un travail plus
considérable, puisque la résistance est plus grande
avec un bras de levier plus grand. Il en résulte que
si la solidarité avec l'appareil prothétique était aussi
bien assurée dans les deux cas, le moignon de 20 cent.
aurait une valeur fonctionnelle supérieure à celui
de 28 cent. En pratique on peut estimer ces valeurs
fonctionnelles sensiblement égales. Et le long moignon de cuisse ne reprend de supériorité réelle que
quand il a acquis par greffe un nouveau fléchisseur,
le droit antérieur, ainsi que nous l'avons vu. La
proposition que l'on répète et enseigne : « long
moignon = long bras de levier » est donc un dogme
sans base scientifique qu'il faut proscrire.

En réalité, la résistance d'un moignon au mouvement se mesure par son moment d'inertie, sa

puissance uniquement par celle de ses muscles. Le moment de cette puissance tient à la disposition anatomique des muscles et à leurs propriétés physiologiques, et c'est leur conservation ou leur destruction qui importe, et non la longueur de l'os auquel ils s'insèrent.

Afin de donner uue idée plus précise de ces facteurs de la valeur fonctionnelle des moignons, empruntons à M. AMAR (1) quelques chiffres normaux pour un homme moyen de 65 kilogs.

	Membre entier	Cuisse	Jambe
Poids..................	12 k. 120	7 k. 530	3 k. 425
°/o du poids total du corps..	18,64	11,58	5,27
Longueur........	0 m. 89	0 m. 45	0 m. 39
Rayon proximal..........	0 m. 07	0 m. 08	0 m. 06
Distance de l'axe articulaire au centre de gravité	0 m. 33	0 m. 17	0 m. 15
Moment d'inertie..........	0,121	0,021	0,008

(Les rayons et moments sont calculés en prenant un solide de forme régulière tronc conique de même volume et de même densité moyenne que le membre ou segment).

Pour préciser encore, disons que les calculs de M. AMAR établissent en outre que la résistance au mouvement de solides tels que les moignons est proportionnelle à leur poids, à leur longueur et inversement proportionnelle à leurs rayons de section. Il en résulte que toutes choses égales d'ailleurs, un moignon dépense d'autant moins d'énergie muscu-

---

(1) J. AMAR. *Loc. cit.*

laire à ses mouvements et par suite en a d'autant plus de disponible pour un autre travail (action sur un appareil prothétique) qu'il est plus léger, plus court et de diamètre plus faible.

Il va sans dire que par « toutes choses égales d'ailleurs », il faut entendre en particulier l'identité des muscles comme puissance, longueur et insertions, car en aucun cas leur diminution ne saurait être compensée par la diminution correspondante de poids, longueur et volume.

Reprenant ce que nous avons établi précédemment à propos des muscles des moignons et appliquant ces considérations mécaniques nous pourrons dire qu'en principe :

A la cuisse :

1° Toute amputation dans le petit trochanter ou au dessus (7 cent. de fémur ou moins) donne un moignon de puissance et mobilité active nulles. Valeur fontionnelle 0.

2° De 7 à 14 cent. de fémur, le moignon présente une puissance presque normale pour la flexion et l'abduction, nulle pour l'extension et l'adduction et une mobilité active très légère dans le sens de l'extension et l'adduction. Valeur fonctionnelle très faible.

3° A plus de 14 cent. de fémur, dès que l'amputation laisse suffisamment du premier adducteur (20 cent. environ), la puissance et la mobilité sont presque normales La valeur fonctionnelle est bonne, pour être normale sensiblement lorsque la greffe du tendon rotulien est pratiquée. En dehors de cette greffe, théoriquement, la capacité fonctionnelle est plus grande lorsque le moignon reste voisin de 20 cent.

A la jambe :

1° Toute amputation au-dessus de la tubérosité antérieure du tibia supprime les insertious des fléchisseurs (sauf du biceps) et des extenseurs. Les greffes secondaires des tendons elles-mêmes, trop rapprochées de l'axe articulaire donnent une puissance négligeable. La brièveté rend en outre le moignon inutilisable totalement.

2° L'amputation au-dessous de la tubérosité antérieure du tibia respecte les extenseurs et permet la greffe avec un bras de levier suffisant ou respecte même les insertions de la patte d'oie (10-11 cent. de l'interligne articulaire) puis du poplité (12 cent), mais elle sectionne les jumeaux près de leurs insertions supérieures.

3° Au-dessous de 20 cent. tous les extenseurs et les fléchisseurs principaux sont conservés. Les jumeaux et le plantaire grêle formés peuvent se greffer utilement.

Et théoriquement :

1° Un moignon de jambe de 6 cent. a une valeur fonctionnelle nulle.

2° De 7 à 20 cent. la valeur fonctionnelle augmente avec la longueur du moignon.

3° A 20 cent. et plus la puissance et la mobilité sont maxima et la capacité fontionnelle pour le travail est plus grande pour le moignon voisin de 20 cent.

Ces déductions théoriques ont été vérifiées expérimentalement par des mesures de M. AMAR effectuées avec l'arthrodynamomètre et le cycle ergométrique de sa construction (1).

Voici les valeurs moyennes qu'il a enregistrées :

I. — *Amplitude normale.*

	Flexion D G	Extension D G	Abduction D G	Adduction D G
Hanche {	130° 125°	40°	72°	40°
	80°	40°	60°	30°
Genou .	130°	»	»	»

(Les nombres soulignés se rapportent à la cuisse genou étendu).

II. — *Mesure de la puissance des moignons et de l'amplitude de leurs mouvements.*

(La puissance du segment normal est cotée 100).

A. — *Cuisse.* (Longueur mesurée du pli inguinal au bout du moignon (2).

Longueur	Amplitude en degrés			Puissance utile
	Flexion	Extension	Totale	
40 cent. à 18 cent.	110°	40°	150°	100
17 cent. à 10 cent.	70°	32°	102°	62
9 cent. à 6 cent.	55°	30°	85°	38
5 cent	40°	28°	68°	24
4 cent. et moins .		Inutilisable		

----

(1) J. AMAR. — *Organisation physiologique du travail.*

(2) Les longueurs que nous avons données, comptées du grand trochanter doivent être diminuées de 2 cent. pour être comparables.

B. — *Jambe.*

	Flexion	
38 cent. à 17 cent.	125°	100
16 cent. à 7 cent.	110°	73
6 cent..........	90°	Négligeable

Ces faits ont une grande importance car ils permettent de donner, relativement à la hauteur à laquelle on doit amputer pour avoir un moignon assez puissant, une règle appuyée sur des principes rationnels.

Chaque fois que le moignon devant résulter de l'amputation aura moins de 20 cent. (du sommet du grand trochanter) à la cuisse, moins de 17 cent. (de l'interligne articulaire) à la jambe, l'existence de l'opéré sauvegardée, toute préoccupation du chirurgien doit s'effacer devant celle de conserver de la longueur au moignon.

Plus simplement :

Sauf indication clinique formelle, jamais le chirurgien ne doit exécuter une intervention capable de donner une amputation du tiers supérieur de la cuisse ou de la jambe ou de transformer une amputation du tiers moyen en une amputation du tiers supérieur.

Et en ce qui concerne les réinterventions, ajoutons simplement ces mots empruntés à MM. Broca et Ducroquet (1) : « Notion capitale à retenir par le chirurgien appelé à déterminer s'il est

______

(1) Broca et Ducroquet. — *La prothèse des amputés en Chirurgie de Guerre.* Masson, Paris 1917.

possible de tarir vite la suppuration par un raccour-
cissement brutal ou s'il faut conserver de la longueur
et perdre du temps ».

§ 2. — ÉVOLUTION DU BON MOIGNON.

Somme toute, au point de vue anatomique, ce qui
caractérise le bon moignon, c'est d'une part la
bonne couverture de l'os, d'autre part la conservation au maximum de l'intégrité des tissus dans leur
structure, de leurs rapports normaux et de la
mobilité articulaire. Par voie de conséquence, on
peut dire que le meilleur moignon est celui qui
présente le minimum de tissu scléreux inodulaire.

Comment obtenir ce résultat? Le tissu cicatriciel
se forme en grande quantité dans deux cas :

1° Lorsque l'organisme a à combler une perte de
substance étendue, puisque les tissus nobles ne se
régénèrent pas et que la perte de substance se
comble par bourgeonnement et production de tissu
inodulaire ;

2° Lorsque des parenchymes dégénèrent, en particulier sous l'influence de toxines microbiennes
sclérosantes. Celles-ci sont constantes dans les
suppurations prolongées.

Pour éviter le tissu scléreux, il faut donc :

1° Eviter de laisser une plaie qui se comble par
bourgeonnement et deuxième intention ;

2° Eviter la suppuration prolongée.

Et le problème tout entier se ramène à chercher
si, même après amputation en tissu douteux, en

milieu septique, on peut obtenir la réunion de la plaie opératoire sans suppuration prolongée. C'est ce que les chirurgiens ont cherché dès longtemps depuis ALANSON et BELL en passant par O'HALLORAN, inventeur de la réunion secondaire par première intention (1), LARREY et SÉDILLOT.

Celui-ci, en 1865 écrivait, parlant de la suture primitive ou secondaire dans les amputations :

« La science n'a encore rien de fixe à cet égard, et chacun se décide ordinairement d'après sa propre expérience ou celle de ses maîtres et les conditions où se trouve le blessé ; si toutes sont favorables à la réunion immédiate, on peut la tenter, tandis que dans le cas contraire, il est plus avantageux de provoquer le développement des bourgeons charnus, tout en soutenant assez les parties molles pour empêcher la saillie des os ».

Plus heureux, nous sommes fixés par la bactériologie sur les conditions favorables et nous savons les provoquer dans une certaine mesure. Les tissus sont-ils aseptiques au moins pratiquement ? Il suffit pour pouvoir réunir avec succès de songer à la rétraction élastique, « de ne jamais oublier qu'il faut que les lèvres de la peau se tiennent en contact d'elles-même, sans nécessiter la moindre traction » (2). Y a-t-il septicité ou même doute ? Toute tentative de réunion complète primitive est à pros-

------

(1) B. BELL. — *Cours complet de chirurgie*. Traduction T. BOCQUIL-LON, 1796, t. VI.

(2) FARABEUF. — *Loc. cit.*

crire car : « Il y a, comme l'a écrit M. Tuffier (1),
deux facteurs d'importance très inégale qui créent
l'indication du manuel opératoire : la *conservation
de la vie du blessé* d'abord, et, bien loin derrière, la
valeur fonctionnelle du moignon ». Et le plus souvent, on sera amené primitivement à laisser
ouvertes les plaies d'amputation en leur appliquant
une des méthodes actuelles de désinfection (pulvé-
risations antiseptiques suivant la technique de
Lucas-Championnière, méthodes Carrel, Men-
cière, etc.). Et la bactériologie peut dire exactement le moment où il sera permis de suturer (2).

Toutefois, l'infection écartée, même si le précepte
de Farabeuf rappelé plus haut a été suivi, la rétraction élastique, quand la suture primitive n'a pu
amener une coalescence rapide des lèvres de la
plaie est l'obstacle à la réunion secondaire. C'est
encore à Farabeuf qu'il faut nous référer pour en
connaître les caractères :

« Le faisceau musculaire possède donc l'élasticité
de traction, élasticité très étendue, mais d'une
grande faiblesse, ce qui semblerait faire croire
que, lorsque les muscles d'un moignon seront trop
courts, on pourra les allonger facilement par la
suture en raison justement et de l'étendue, et de la

---

(1) Th. Tuffier. — Rapport sur les amputations à la conférence
chirurgicale interalliée, *in Archives de méd. et pharmac. milit.*,
t. lxviii, juillet-août-sept. 1917.

(2) Voir Dehelly et Dumas. — *Bulletin de la Société de chirurgie de
Paris*, t. xiii, n° 18, 25 mai 1916 : Stérilisation et fermeture des plaies
de guerre, et Depage, même recueil, n° 30, 29 août 1916.

faiblesse de leur élasticité. Mais cela ne se peut, car l'élasticité musculaire est continue, et il n'y a pas de suture qui résiste sûrement à une traction continue, les tissus à moins d'une cicatrisation extrêmement rapide, se coupent sur les fils » (1).

DaLs le cas où l'on ne peut compter que sur la réunion secondaire il faut donc lutter contre cette rétraction sans compter sur la suture. Il faut lutter de façon précoce. On peut le faire par le pansement compressif « la fameuse bande roulée historique » (1). Mais c'est encore un moyen passif et, trop serrée, la bande gêne la circulation ; trop peu, elle perd son rôle de contention. Souvent il.faut faire appel à des moyens plus actifs et opposer à la force continue de la rétraction une autre force également continue. Ce sera le laçage entre deux rangs d'agrafes cousues à deux bandes de tissu agglutinatif collées une sur chaque lèvre de la plaie, vieille pratique excellente. Parfois, ce sera la traction continue appliquée tout au pourtour du moignon par des bandelettes adhésives reliées à un poids par un dispositif intermédiaire qui facilite les pansements (2).

Infection et rétraction combattues, la suture secondaire donne des résultats sensiblement équivalents à la suture primitive, quand elle est précoce

---

(1) FARABEUF. — *Loc. cit.*

(2) Voir C. W. G. BRYAN. — Traitement secondaire des moignons d'amputations. *Journal of The Royal Army Médical Corps*, t. xxvii, n° 3, Mai 1916,

et que sous une surface finement granuleuse, les tissus sous-jacents à la plaie n'ont encore subi aucune modification profonde.

« Le bout de l'os amputé peut se réunir par adhésion (VERDUIN le savait déjà) au tissu cellulaire, aux muscles et surtout au périoste..... Lorsque la section osseuse ouvre le canal médullaire et atteint par conséquent un cylindre osseux compact, à mince périoste, la réunion est moins facile, la myélite et la nécrose plus fréquentes (1) ». Et c'est là une contre indication à la pratique de la dénudation périostée et à la destruction de la moelle sur un ou deux cent. qui, précisément prétend être prophylactique de l'ostéomyélite et des ostéophytes.

Les muscles, en même temps qu'ils adhèrent à l'os se soudent entre eux et aux aponévroses comme nous l'avons signalé précédemment. Cette soudure est de première importance : elle oppose l'une à l'autre les forces qui rétractent les muscles opposés soudés au niveau de leur section. Ces forces se neutralisent rapidement et vite se mettent en équilibre définitif. D'ailleurs, la force élastique de chaque muscle n'étant jamais égale à celle de son partenaire, cet équilibre s'établit seulement lorsque le plus vigoureux ou le plus rétractile a allongé suffisamment le muscle opposé pour y développer une réaction suffisante égale et contraire. La cicatrice de réunion se trouve, par suite, plus ou moins entraînée dans un sens constant pour chaque ampu-

---

(1) FARABEUF. — *Loc, cit.*

tation : au tiers inférieur de la cuisse, par exemple, elle est reportée en arrière et en haut (aspect fréquent dit en « gueule de requin »).

La réunion de la peau et du tissu sous-cutané se fait parallèlement en 8 à 10 jours après réunion suffisamment aseptique.

Mais, si peu septiquement que tout se passe, ces phénomènes sont accompagnés d'une réaction qui gorge de sucs les tissus mous du moignon et y attire des cellules conjonctives et embryonnaires. Ceci est d'autant plus accentué qu'il existe un microbiscue peu virulent ou avirulent latent. Dans ce cas il y a un engorgement lymphangitique parfois considérable : le moignon est dur, tendu, la peau luisante.

Puis, la cicatrice consolidée, les cellules embryonnaires disparaissent, les exsudats se résorbent. Les muscles s'atrophient, subissent vers l'extrémité du moignon la dégénérescence fibro-adipeuse, organisant leurs néo-tendons. Les vaisseaux se rétractent, s'oblitèrent au-dessous des dernières collatérales respectées. Les nerfs subissent la dégénérescence wallérienne puis une régénération sans issue qui, en dehors de toute infection peut aboutir par un effort aveugle et inutile à l'état anarchique qui constitue le névrome. De là, l'indication de réséquer les nefs et d'éviter d'amener leurs sections au voisinage de l'os, pour enfouir les névrômes possibles dans les parties molles et les soustraire aux pressions immédiates.

Peu à peu, l'ensemble du moignon devient souple, élastique, la cicatrice elle-même se mobilise. Le moignon se « fait ». Il est fait 3 à 5 mois après l'amputation hors le cas de longue suppuration. Désormais ses caractères sont fixes, sauf variations saisonnières (en général léger amaigrissement l'été), ou variations parallèles à l'état général (maladie, amaigrissement). Cette évolution est hâtée par l'appareillage précoce et la rééducation sensitive et motrice (1). Le pansement compressif, la bande élastique, le massage, l'héliothérapie sont des adjuvants utiles à leur associer.

(1) Voir Ch. WILLEMS. — Rapport sur les amputations à la Conférence chirurgicale interalliée. *Arch de Méd. et Pharma. milit.*, t. LXVIII, nº 1-2-3, 1917.

CHAPITRE II

Etude statistique des amputations du membre
inférieur pendant la grande guerre 1914-1918
d'après nos observations.

Tant au Centre d'Appareillage et de Recherches
d'Alger qu'au Centre d'Appareillage de Nancy, nous
avons pu cxaminer plus de 2.000 amputés du
membre inférieur provenant de la grande guerre.
N'ayant pu obtenir pour beaucoup des renseignements quelque peu précis sur leur histoire clinique,
nous n'avons retenu dans notre statistique que
900 cas. Ceux-ci se répartissent comme suit :

5 désarticulations de hanche ;

15 amputations hautes de cuisse équivalant fonctionnellement à désarticulation ;

496 amputations de cuisse ;

17 désarticulations du genou ;

289 amputations de jambe ;

34 désarticulations du pied ;

54 amputations partielles du pied.

Sur ces 900 amputés, 654 ont pu être appareillés
après une seule opération. Les autres ont subi des

interventions successives plus ou moins répétées (réamputations, régularisations, résections osseuses, curetages, etc...) avant d'avoir un moignon suffisant pour appareillage. Donc 72,66 p. 100 des cas par nous observés ont donné un moignon appareillable par une seule intervention. Ce chiffre est voisin de celui que M. Tuffier a indiqué pour les amputés de Maison-Blanche en 1914-1915 (69,1 p. 100 (1) et légèrement supérieur. Nous avons pu remarquer, personnellement que, c'est en 1917 et 1918 que le pourcentage a été plus élevé. Conséquence certaine des progrès réalisés par la chirurgie de guerre.

Dans chaque catégorie d'amputés nous avons considéré :

Les bons moignons conformes à notre définition ;

Les moignons suffisants qui se prêtent parfaitement à l'appareillage sans présenter tous les caractères requis pour les bons moignons ;

Les mauvais moignons inutilisables pour l'appareillage.

Nous avons ainsi obtenu les résultats suivants :

Amputations de cuisse :

15 amputations trop hautes équivalant à désarticulations :

126 bons moignons (25,4 p. 100) ;

360 moignons suffisants (72,58 p. 100) ;

Au total près de 98 p. 100 de moignons appareillables ;

------

(1) Th. Tuffier. *Loc. cit.*

Ce bilan se décompose encore de la manière suivante :

61,05 p. 100 de guérisons après une seule intervention pour les amputations circulaires ; soit 12 bons moignons sur 22 par ces méthodes et 115 suffisants sur 186.

Pour les amputations à lambeaux de même :

77,33 p. 100 après une seule intervention ; 80 sur 104 bons moignons, 135 sur 174 suffisants.

D'après le niveau de l'amputation :

120 1/3 supérieur : 24 bons moignons (20 p. 100) (9 circulaires et 15 à lambeaux) contre 88 suffisants (55 circulaires, 33 lambeaux).

262 1/3 moyen : 77 bons (29,38 p. 100) (9 circulaires et 68 lambeaux) contre 183 suffisants (96 circulaires, 87 lambeaux).

114 1/3 inférieur : 25 bons (21,92 p. 100) (4 circulaires et 21 lambeaux) contre 89 suffisants (41 circulaires et 48 lambeaux).

Désarticulations du genou.

17 : 3 bons résultats avec marche en appui direct après une seule intervention, 10 suffisants ne permettant pas la marche directe, 4 mauvais.

Amputations de jambe.

288 moignons : 72 bons (25 p. 100), 209 suffisants (72, 5 p. 100).

Suivant les méthodes employées, nous avons relevé :

Circulaires : 11 bons moignons (6 après une seule opération) 102 moignons suffisants (72 après une seule opération).

Lambeaux : 56 bons moignons (41 après une seule opération) 107 moignons suffisants (85 après une seule opération).

Suivant la hauteur de l'amputation :

131 amputations au 1/3 supérieur : (34 bons moignons (6 circulaires, 28 à lambeaux) et 95 moignons suffisants (50 circulaires, 45 à lambeaux).

112 amputations au 1/3 moyen : 28 bons moignons (4 circulaires, 24 à lambeaux), 80 moignons suffisants (41 circulaires, 39 à lambeaux).

45 amputations au 1 3 inférieur : 10 bons moignons (1 circulaire, 9 à lambeaux) 34 moignons suffisants (11 circulaires, 23 à lambeaux).

Désarticulations tibio-tarsiennes du pied. (SYME, GUYON, SEGOND). — Nous avons pu réunir 34 cas, presque tous des SYME. Les autres procédés ont donné des résultats au moins aussi satisfaisants (GUYON, SEGOND). En bloc :

17 bons moignons (15 après une seule opération) 14 suffisants (10 après une seule opération), 3 mauvais moignons (2 provenant déjà de réintervention).

Désarticulations sous-astragaliennes du pied.

6 cas : 5 bons moignons (4 après une seule intervention) 1 moignon suffisant.

Amputations ostéoplastiques du pied. — Nous avons trouvé 4 cas de PIROGOFF : 2 bons moignons, 1 suffisant, 1 mauvais.

Nous avons vu 2 RICARD avec très bon résultat.

Désarticulation de Chopart : 29 cas se répartissant en :

9 bons résultats (8 après une seule opération).

9 résultats suffisants, tous après une seule intervention.

11 mauvais résultats.

*Désarticulations de Lisfranc ou amputations au
voisinage de l'articulation de Lisfranc.*

13 cas : 10 bons résultats (9 après une seule
opération.

3 résultats suffisants après une seule intervention.

*Désarticulations d'orteils avec ou sans métatar-
siens.* — Nous en avons vu un grand nombre.
Presque tous les mauvais cas provenaient de
gelures Ils sont rares. Les douleurs étaient dues
en grande partie à la névrite persistante conco-
mittante.

CHAPITRE III

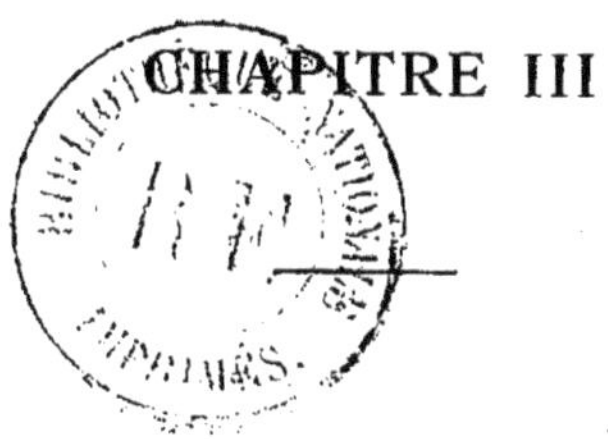

Moignons défectueux et moignons pathologiques.

Parmi les moignons que nous avons examinés et qui n'étaient pas bons au sens où nous avons défini ce terme, nous avons fait deux catégories : les moignons défectueux et les moignons pathologiques.

Un moignon est *défectueux* s'il ne présente pas toutes les qualités anatomo-physiologiques requises pour être un bon moignon. Il est *pathologique* s'il présente des lésions d'un ou plusieurs de ses tissus dues à une affection locale quelconque.

Moignons défectueux. — Le défaut que nous avons très fréquemment rencontré est l'insuffisant matelassage de l'extrémité osseuse. Cette insuffisance est *primitive*, due au manque d'étoffe à l'amputation ou *secondaire*, par rétraction post-opératoire des parties molles.

Dans le premier cas, sous une cicatrice plus ou moins adhérente (peu adhérente si la peau a pu être réunie par 1re intention), l'os est saillant au centre de l'extrémité du moignon ou un peu excentrique-

ment (cuisse). L'extrémité du moignon est régulièrement conique, l'étoffe régulièrement insuffisante
.tout autour.

Dans le second cas, les chairs ne se sont pas
réunies et l'os est venu faire saillie entre leurs
lèvres. Il s'est couvert par bourgeonnement puis
épidermisation secondaire. Le temps de ce bourgeonnement et de cette épidermisation a été
employée par les muscles à parfaire leur rétraction,
A l'extrémité du moignon, se trouve une cicatrice,
généralement étoilée ou ovalaire, mince, fragile,
très adhérent à l'os, tandis qu'à la périphérie, plus
ou moins régulier suivant la taille initiale des chaírs
(circulaire, 2 lambeaux égaux ou inégaux, un seul
lambeau), s'est formé un bourrelet parfois considérable de tissu. Ceci est fréquent à la cuisse ; par
suite de la rétraction plus grande des muscles
postérieurs, une grosse lèvre charnue antérieure
surplombe une cicatrice en « gueule de requin ».

Il y a lieu de signaler une cause d'insuffisance
secondaire spéciale chez les enfants ; l'inégalité de
croissance du squelette qui possède une épiphyse
fertile et des parties molles du moignon.

Dans le premier cas d'insuffisance, un seul
remède : la recoupe de l'os. La greffe d'un lambeau
pris sur la surface du moignon ou emprunté à
l'autre cuisse n'a donné que de médiocres résultats.
Dans le second cas, l'évolution du moignon terminée,
une dissection de la cicatrice avec excision du tissu
inodulaire, libération puis suture des parties molles
voisines et réunion per primam peut donner un bon

moignon (1). Nous l'avons observé plusieurs fois.

Dans les deux cas, ces moignons souvent appareillable dans des conditions suffisantes sont particulièrement exposés à devenir pathologiques.

C'est dans cette occurrence, quand il y a « conicité » au sens chirurgical que l'intervention peut s'envisager.

La position de la cicatrice ne constitue plus, avec les appareils actuels, un défaut. C'est l'avis à peu près unanime (2). Ce qui peut constituer un défaut, c'est l'adhérence et la mauvaise qualité du tissu de cicatrice quelle que soit par ailleurs la situation de celle-ci. Mais d'autres cicatrices que celle d'amputation peuvent exister et devenir un grave défaut, sinon du moignon, du moins du membre amputé. C'est notamment le cas pour les cicatrices siégeant au niveau des points d'appui des appareils prothétiques, comme dans les deux observations suivantes :

F... Félix, 45 ans. — Amputé de cuisse 1/3 inférieur pour tumeur blanche du genou en février 1919. Bon moignon. Mouvements de la hanche conservés. Musculature satisfaisante. Mais, à la base du moignon, au niveau du pli inguinal, existent plusieurs cicatrices étendues et déprimées, provenant d'adénites inguinales fistulisées. L'une s'étend jusqu'au voisinage de la tubérosité sciatique. Ces cicatrices, douloureuses, mal nourries, ne permettent pas le port d'un appareil quelconque, et le mutilé se traîne avec des béquilles.

V... Émile, 38 ans. — Blessé par balle à la jambe gauche, le 27 octobre 1914. Amputé au 1/3 inférieur de la cuisse le 6

____

(1) Th. Tuffier. — *Loc. cit.*

(2) Voir C. Willems. — Rapport à la conf. interal. *Loc. cit.*

novembre 1914 pour hémorragie secondaire. Bon moignon. Hanche mobile. Musculature satisfaisante. Appareillage difficile et valeur fonctionnelle très faible par suite de la présence à la racine de la cuisse d'une cicatrice de 1 cm. ½ environ de large, qui l'entoure comme un bracelet avec adhérence à l'aponévrose superficielle sur la ½ interne. Cette cicatrice provient d'un garrot oublié pendant quatre jours et qui a sectionné la peau.

D'autres défectuosités sont adhérentes au squelette du moignon. Ce squelette peut présenter un cal de fracture consolidée en mauvaise position. Nous en avons vu plusieurs exemples, notamment au fémur. En général la fracture a été produite par le traumatisme initial qui a nécessité l'amputation pour une lésion plus grave sous-jacente et l'amputation faite, il a été impossible de contenir les fragments. Nous n'insisterons pas sur ces cas exceptionnels.

Il n'en est pas de même de l'existence des *ostéophytes*. Leur fréquence à la radiographie de moignons fonctionnellement excellents, notamment à la cuisse, au niveau de la ligne âpre du fémur, nous empêche de les classer dans les formations pathologiques. Ils ne semblent être cause de troubles que s'ils renferment incluse une extrémité nerveuse ou prennent contact avec un nerf ou un vaisseau. Dans ces deux cas, leur résection est indiquée. Le ruginage prophylactique de l'os semble une arme à double tranchant dans les amputations car, outre la diminution de vitalité de l'extrémité osseuse qui en résulte, la manœuvre risque de semer des lambeaux périostés dans les parties molles. Et déjà Farabeuf avait remarqué que c'est la cause habituelle de la production des ostéophytes.

Moignons pathologiques. — *1° Conicité.* — De tous temps, l'affection la plus fréquente des moignons est l'état désigné sous le terme de *conicité*. Bien étudiée par Larrey (1), elle était presque de règle avant l'ère antiseptique. Voici ce qu'en écrit Farabeuf (2) : « La conicité à divers degrés est le fléau des moignons... Elle est caractérisée par la tendance de l'os trop long ou trop gros à sortir à travers les téguments trop courts ou trop étroits. Cette tendance se révèle par la tension des parties molles et de la cicatrice étroitement appliquée sur le squelette, par la sensibilité, la minceur, la misère et par conséquent la fragilité de ces mêmes parties, sensibilité et fragilité qui rendent le moignon incapable, immobile, intolérant et douloureux même au repos. » Nous ne voyons à ajouter à cela que cette remarque que ce sont précisément les caractères de sensibilité et fragilité qui séparent le moignon conique, moignon pathologique, du moignon défectueux par insuffisance qui présente les mêmes caractères morphologiques, mais se trouve provisoirement ou définitivement tolérant. Comment ces caractères d'intolérance sont-ils acquis ? Par les divers processus que nous trouverons à la base de toutes les affections du moignon : diathèse comomi-

---

(1) Baron Larrey. — *Loc. cit.*

(2) Farabeuf. — *Loc. cit.*

tante, vitalité faible de certains tissus, infections plus ou moins atténuées et latentes, troubles vaso-moteurs, circulatoires ou trophiques... Toutefois, d'après nos observations, il en est une qui dépasse en importance toutes les autres et sur laquelle Sédillot (1) insistait : l'absence de greffe à l'extré-mité osseuse du cylindre doué de mobilité (muscles des plans superficiels sectionnés par l'amputation) et leur greffe au pourtour d'une cicatrice qui recouvre cette extrémité et lui adhère étroitement. Comme nous avons eu l'occasion de le faire remar-quer, cette disposition est telle que l'action des muscles dans leur contraction et leur simple rétrac-tion élastique tend sans cesse à faire saillir l'os hors du moignon, à travers une mince pellicule de mau-vais tissu, mal nourri et exposé aux traumas exté-rieurs. De là, douleurs, ulcérations et infection consécutive facile, partant susceptibilité et intolé-rance.

2° Ostéite. — Aussi fréquente ou presque que la conicité, l'ostéite coexiste souvent avec elle et la conditionne. L'éviter est une grande préoccupation des chirurgiens de tous les temps, le nôtre compris. « On a craint de déchirer le périoste dont la lésion a été accusée de produire le tétanos, la nécrose, la suppuration, etc... C'est pour éviter ces accidents que Graefe râclait le périoste de bas en haut, de manière à en former une petite calotte que l'on rabattait ensuite sur l'extrémité de l'os coupé.

____

(1) Ch. Sédillot. — *Traité de méd. opér.*, 1865.

J. L. Petit, Ledran, Alanson, Guthrie, etc... ont
prouvé que ces soins sont inutiles et l'on se borne
aujourd'hui à inciser circulairement le périote » (1).
L'ostéite des amputés de la grande guerre a fait
redécouvrir et recommander les mêmes pratiques
et l'expérience a répondu comme à nos ancêtres
J. L. Petit, Ledran, Alanson, Guthrie, etc... et
amené à la même conclusion. Ajoutons qu'il en fût
de même de la destruction de la mœlle sur 1 ou 2
cent. de profondeur souvent suivie de mortification
plus ou moins aseptique de l'extrémité osseuse correspondante.

Cliniquement, chez les amputés anciens, cette
affection revêt l'aspect classique de l'ostéo-myélite
de croissance à forme prolongée. Tantôt il s'agit
d'un moignon qui, plus ou moins longtemps après
une cicatrisation solide en apparence se tuméfie et
devient douloureux en même temps que se mani-
festent parfois quelques phénomènes généraux :
légère élévation thermique vespérale, sueurs nocturnes, fatigue, anorexie, quelquefois diarrhée.
Parfois, le teint s'altère, devient terreux. Ceci dure
plus ou moins longtemps.

Souvent le repos, quelques applications humides
chaudes locales et rapidement l'état général se
rétablit ; mais localement persiste un peu de tension
et d'empâtement profond vers l'extrémité de l'os
avec quelques douleurs. Puis, de nouveau, des
phénomènes aigus, après une accalmie plus ou

---

(1) Ch. Sédillot. — *Loc. cit.*

moins longue, se reproduisent et il se forme à la fin de petits abcès à l'extrémité du moignon. Ceux-ci, ouverts, guérissent parfois vite, souvent lentement et tôt ou tard ne se referment plus, laissant une fistule permanente. Dans d'autres cas, un véritable phlegmon se collecte qui, ouvert, laisse une plaie sanieuse au fond de laquelle apparaît l'extrémité osseuse blanche et dénudée. Des séquestres s'éliminent souvent, soit minuscules, soit volumineux, comprenant même des fragments de 2 ou 3 cent. de l'extrémité osseuse nécrosée. Des séquestres éliminés, les fistules se ferment en règle générale, mais la plupart du temps, ce n'est encore qu'une nouvelle accalmie, suivie à échéance plus ou moins éloignée de la même répétition de phénomènes morbides : tuméfaction douloureuse, abcèdation, fistulisation, élimination de séquestre.

Tantôt, jamais la plaie opératoire ne s'est fermée complètement. Il a toujours persisté une fistule plus ou moins large avec suintement plus ou moins abondant, avec ou sans poussées de lymphaugite superficielle ou profonde tuméfiant le moignon. Et par la fistule, la sonde sent l'os dénudé.

Tantôt enfin, il n'existe jamais ni ulcération, ni fistule, mais il se fait des poussées réitérées de lymphaugite : engorgement, tuméfaction, rougeur diffuse, élévation de température locale, douleurs sourdes puis lancinantes. C'est la radiographie qui montre alors un os malade.

L'examen radiologique doit être pratiqué en présence de toute affection du moignon, l'ostéite pouvant s'accompagner des lésions les plus diverses des parties molles.

La radiographie et l'étude des pièces anatomiques montrent qu'il s'agit tantôt de lésions bien localisées à l'extrémité osseuse *(ostéite terminale)* tantôt de lésions étendues le long de la diaphyse, plus ou moins haut *(ostéite latérale)*.

L'ostéite terminale est très fréquente. Elle se rencontre sous forme latente à la radiographie d'un grand nombre de moignons qui n'ont jamais présenté le moindre trouble fonctionnel. L'extrémité osseuse est en massue, en champignon plus ou moins irrégulier, avec décalcification, elle a l'aspect du « bout de bàton fatigué sur le pavé » (FARABEUF). Elle peut persister sans donner d'accident.

L'ostéite latérale, plus rare est caractérisée par l'existence d'un manchon sous-périosté plus ou moins irrégulier d'os nouveau entourant la diaphyse d'os ancien décalcifiée et parfois séquestrée en certains points.

En même temps que ces modifications morphologiques on peut constater l'existence des lésions histologiques habituelles de l'ostéo-myélite de croissance : ostéite condensante pure, très rare, ostéite raréfiante et hypertrophiante très fréquente, avec géodes purulentes, abcès intra-osseux, présence de séquestres plus ou moins invaginés dans l'os néo-formé.

Le traitement de cette affection est préventif ou curatif. Nous n'insisterons pas sur le premier qui évite l'infection initiale par l'asepsie ou la stérilisation secondaire des plaies. Signalons toutefois la difficulté de cette stérilisation dès que le tissu osseux a été infecté, et l'échec presque constant des liquides employés suivant les diverses techniques, comme des antiseptiques pulvérulents et des plombages.

Au début de la guerre, le traitement curatif a été surtout opératoire : résections, curetages, évidements. Bien vite on s'est aperçu que LARREY et les anciens avaient raison de craindre « l'hémorragie, le réveil de l'inflammation, une recoupe ne dépassant pas les lésions d'ostéite (1) ». On a constaté « qu'il vaut mieux abandonner tout le travail à cette nature qui sépare d'abord la portion d'os nécrosée (1) ». On s'est contenté, par la physiothérapie, d'aider à la bonne nature : air chaud, héliothérapie, photothérapie, traitement général, pour n'intervenir qu'ensuite (2) après échec et localisation nette des lésions.

D'ailleurs, beaucoup de moignons atteints d'ostéite fistuleuse sont très tolérants et nullement incapables d'être appareillés. Toutes les fois que l'élément douleur ne s'y opposait pas, dans notre pratique, nous leur avons essayé l'appareillage provisoire.

Deux cas, alors se sont présentés : 1º L'appareillage a été parfaitement toléré, cas le plus fréquent ; 2º Le moignon est devenu douloureux ; il est survenu une poussée de lymphangite parfois erysipélateuse, (ce fut l'exception).

---

(1) Barron LARREY. — *Loc. cit.*

(2) Voir rapports de MM. WILLEMS et TUFFIER à la Conférence chirurg. interalliée. Mai 1917, déjà cités.

Dans le premier cas de tolérance, deux alter-
natives encore se sont rencontrées : aucune modification n'est survenue par la marche dans l'état du
moignon où, plus fréquemment, l'influence de
l'appareillage a été heureuse et a paru aider à la
localisation des lésions.

Dans le second cas de poussée lymphangitique,
jamais nous n'avons eu d'accident sérieux et tout
est rentré dans l'ordre par le repos et les envelop-
pements humides chauds.

Quant aux interventions après échec des moyens
physiothérapiques, leurs résultats, souvent brillants,
sont parfois décevants et des opérations réitérées,
aussi complètes et bien réglées que possible ne
donnent rien. Citons deux observations typiques
une de succès, une d'insuccès, entre de nombreuses.

D... Jules, 28 ans. — Blessé au genou droit par éclat d'obus
le 27 août 1914. Amputé le 11 décembre 1914 (suppuration
locale avec mauvais état général). Fistule persistante après
l'opération. Appareillage provisoire en mai 1915, malgré la
fistule. La suppuration persiste, mais variable d'intensité. Appareillage complété en juin 1917. Vu en août 1919 parce que
la suppuration augmente beaucoup. A la radiographie, ostéite
terminale : 1 cm, de fémur apparaît séquestré et invaginé
dans de l'os nouveau irrégulier. Le 4 novembre 1919, sur notre
demande, recoupe à 1 cm. ½ de l'extrémité du fémur. Réunion
par deuxième intention en 15 jours. Le mutilé reprend ses
appareils au début de décembre, moignon sain depuis, amélioration de l'état général très nette.

R... Victor, 36 ans. — Blessé le 11 mai 1918. Fracture compliquée 1/2 inférieure jambe gauche. Amputation immédiatement au dessus du foyer de fracture le 3 juin 1918 pour gangrène. Réamputé à deux reprises pour non cicatrisation avec

ostéite du moignon. Nous le voyons après cette deuxième réintervention le 7 juillet 1919 : moignon étoffé, mais violacé et froid avec ichtyose et ulcération sanieuse à contours nets à pic, siégeant à la partie antérieure, au niveau de l'extrémité tibiale. Repos complet, douches d'air chaud, pansements secs après attouchements à l'eau d'Alibour. Légère amélioration fugace. Radiographie, 30 août 1919 : ostéite avec ostéophyte en champignon de l'extrémité du tibia.

Wassermann négatif.

Entre au service du professeur Weiss le 18 octobre 1918. Essai de traitement au sirop de Gibert sans amélioration. Résection du champignon osseux et de l'extrémité du péroné. Réunion par première intention. Moignon cyanotique. On continue l'air chaud. Le 29 décembre 1919 le mutilé sort en apparence guéri. Pour éviter toute compression du moignon, on lui donne un pilon à marcher sur le genou. Quelques jours après, l'ulcération se reforme et, malgré l'air chaud, le dermatol, l'oxyde de zinc, au bout de quinze jours, l'aspect antérieur à l'intervention s'est reproduit et persiste depuis.

3° Ulcérations par troubles trophiques. — Ce qui précède montre que conicite et ostéite se traduisent communément par des ulcérations et des fistules. En outre, en dehors de toute conicité et toute ostéite, on rencontre des cicatrisations incomplètes et des ulcérations liées à des troubles trophiques d'origine vasculaire, nerveuse ou diathésique, le moignon étant un *locus minoris resistentiæ* de l'organisme. Pour fixer un peu les idées sur ces lésions très variées, citons quelques observations typiques :

R... Georges, 25 ans. — Blessure à la jambe droite le 27 septembre 1918. Amputé le 29 pour hémorragie secondaire au 1/3 supérieur de la jambe, après ligature de la fémorale au canal des adducteurs. OEdème persistant du moignon et ulcé-.

ration superficielle à la partie antéro-interne de son extrémité. Cette ulcération, apparue dès que le blessé a porté un appareil, se ferme en quelques jours par le repos et s'ouvre dès qu'il marche, en dépit de tous les traitements locaux (air chaud, massage, héliothérapie, pansements variés), poursuivis pendant deux mois sans arrêt.

H... Victor, 31 ans. — Plaie du pied droit par éclat d'obus le 17 juillet 1917. Désarticulation de Syme le même jour. Moignon assez étoffé, à semelle plantaire, mais coloration livide et peau froide. Dès que le mutilé marche quelques jours, avec n'importe quel appareil, une excoriation apparaît à la face interne du moignon, s'étendant progressivement et formant une ulcération atone un peu au-dessus de la cicatrice. L'ulcération disparaît assez vite par le repos complet au lit, mais se reforme dès que l'amputé remarche.

Bon état général, mais éthylisme avéré.

Wassermann négatif.

M... Pierre, 41 ans. — Fracture compliquée de jambe par chute le 30 novembre 1918. Amputé pour gangrène le 8 décembre. Réamputé pour la même raison le 20 décembre : circulaire plane. Rectification du moignon le 12 février 1919.

Vu le 2 juillet 1919 : cicatrisation encore incomplète. Moignon cyanotique et froid. Ichtyose de la peau. Autour de l'ulcération persistante, la peau présente l'aspect cuivré des cicatrices d'ulcères variqueux et l'examen montre des varicosités superficielles à l'entour. La saphène interne présente par endroits des segments indurés à la palpation. Repos au lit. Hamamelis virginica per os. Pansements secs. Cicatrisation rapide, mais pas solide. Après plusieurs mois où le traitement a été repris plusieurs fois, persiste une ulcération qui s'étend dès que le mutilé marche un peu plus qu'à l'ordinaire. Insuccès de l'air chaud.

Il est évident que le traitement des ulcérations de cet ordre doit être causal avant tout : s'il existe un névrome, il faut en pratiquer l'exérèse ; dans le cas de névrite il nous semble qu'il serait logique de recourir à la névrectomie (nous n'avons pas eu l'occasion d'en voir pratiquer), si la réaction de Bordet-Wassemann est positive, le traitement spécifique est à instituer, etc...

Le traitement local est à poursuivre de pair. Les pansements humides, sauf le cas de lymphangite surajoutée doivent être peu employés ; ils macèrent des téguments déjà trop fragiles. Plus encore, il faut éviter les antiseptiques actifs : teinture d'iode, sublimé, acide phénique. On peut déterger la surface des ulcérations par quelques pansements à l'eau d'Alibour au 1/3 ou quelques cataplasmes de fécule. On se contente ensuite de les nettoyer par attouchements à l'alcool simple, l'alcool au tannin ou à la résorcine à 1/100, la solution aqueuse de bleu de méthylène à 1/100, de nitrate d'argent à 1/100, l'éther. Le pansement est ensuite fait au tulle gras ou à la pommade de Reclus (parfois mal tolérée), ou bien à la pommade à l'ektogau ou à l'oxyde de zinc, ou mieux simplement après saupoudrage d'une poudre à peu près inerte, aseptique (à base de talc, sous-nitrate de Bismuth, dermatol, etc...).

L'action adjuvante des agents physiques est précieuse, notamment la douche d'air chaud, le bain de lumière chaude, l'héliothérapie. Le repos est de rigueur dès que les plaies deviennent extensives.

En dehors d'indications opératoires nettes en tant que traitement caustal, il faut s'abstenir d'interventions et résister aux sollicitations des intéressés ; la cause profonde persistant, les greffes dermoépidermiques sont vouées à l'échec et la réamputation raccourcit inutilement le moignon, la cicatrisation est aussi précaire et les mêmes troubles se reproduisent sur le nouveau moignon.

4° *Douleurs*. — Certains moignons restent désespérément douloureux, la marche, les changements de température, une infection banale légère (grippe par exemple) augmentent encore cet état douloureux. Il s'agit de névralgies de type variable : périodiques, nocturnes, capricieuses, souvent à poussées paroxystiques, de fourmillements, engourdissement, douleurs lancinantes, douleurs causalgiques.

Parfois, le moignon est en outre tuméfié, tendu. La tuméfaction augmente en même temps que les douleurs. La radiographie montre généralement de l'ostéite dont douleur et tuméfaction sont la conséquence, par suite de lymphangite profonde autour du foyer. C'est une forme d'ostéite.

D'autres fois, aucune trace d'ostéite ; il s'agit vraiment de névralgies. Un examen attentif conduit alors, dans quelques cas, à découvrir sur la cicatrice ou à son voisinage, un point où le moindre attouchement provoque la douleur. La palpation ou l'intervention décèle un névrome sous-jacent. Mais contrairement à l'opinion ancienne, fréquemment les névromes sont indolores. Ils ne deviennent douloureux que lorsqu'ils sont le siège de névrite. Et la résection systématique des névromes ne calme les névralgies que lorsque celles-ci de toute évidence y prennent leur siège. Dans le cas contraire, le traitement est celui des névralgies banales et il est aussi peu efficace dans ce cas que dans les autres. Les anti-névralgiques sont peu fidèles. Nous avons obtenus de meilleurs résultats, encore que bien inconstants, avec les agents physiques, air chaud et chaleur lumineuse. L'électricité faradique ou galvanique nous a semblé formellement contre indiquée, exaspérant les douleurs.

Nous avons essayé pour le sciatique les injections de sérum physiologique glacé et de cocaïne dans deux cas. Nous avons obtenu un résultat temporaire dans chaque cas, avec récidive après un mois environ dans les deux. Peut-être la névrotomie ou la névrectomie pourraient-elles être envisagées dans les cas rebelles? Jamais nous n'avons eu connaissance de telles interventions pratiquées.

5° Troubles vaso-moteurs. — Certains moignons demeurent objectivement et subjectivement plus froids que le reste du corps. Parmi eux, les uns sont pâles, c'est l'exception, d'autres cyanosés, c'est la règle.

Ces troubles circulatoires sont particulièrement fréquents après les amputations au 1/3 inférieur de jambe. Fréquemment cœxiste de l'hyperhydrose et la macération de téguments mal irrigués prédispose aux ulcérations.

Parfois, outre cyanose et hyperhydrose, il y a œdème avec peau mince, luisante, aspect de glossy-skin des affections nerveuses.

Les amputations après gelure sont relevées d'une façon particulière dans de telles observations.

6° Dermatoses. — Les cicatrices des moignons et la peau circonvoisine sont lieu d'élection pour la localisation de dermatoses variées : dermites et pyodermites banales (surtout quand du microbisme latent existe autour d'un foyer sous jacent d'ostéite ancienne) eczéma sec ou suintant, formations kératosiques sont les plus communes avec les furoncles et l'echtyma.

Plus ou moins gênantes au point de vue fonctionnel, suivant leur siège, surtout quand elles se trouvent exposées à être irritées et compliquées par le contact de l'appareil, ces affections sont justiciables des traitements habituels. Il faut remarquer cependant que l'eczéma des moignons, presque toujours infecté, se trouve bien de l'eau d'Alibour très souvent et parfois de la pommade de Reclus, au moins au début du traitement.

Des formations en tous points analogues à l'échtyose congénitale, des callosités, de véritables cornes épidermiques parfois, nées sur des cicatrices minces et étendues, ou sur leurs bords, sont souvent gênantes et douloureuses et se reproduisent après destruction avec une rapidité désespérante.

7° Hygromas. — Au niveau des points d'appui des appareils, il finit souvent par se former de vraies bourses séreuses anormales. Soit celles-ci, soit des bourses normales (tendons de la patte d'oie) sont l'origine d'hygromas exposés aux accidents classiques et justiciables des traitement habituels.

Pour terminer, insistons sur l'influence importante de l'état général sur tous les accidents des moignons (alcoolisme, syphilis, arthritisme, etc...). D'où la nécessité d'un examen médical général avant tout traitement local, surtout dans le cas de lésions persistantes ou récidivantes.

CONCLUSIONS

Malgré les travaux fondamentaux de F. MAR-
TIN (1), de FOUILLOY (2), du Comte de BEAUFORT (3)
au siècle dernier, pratiquement on en était resté en
France, avant la récente guerre, à une conception
de la prothèse anatomique du membre inférieur
peu différente de celle d'Ambroise PARÉ... Pour la
plupart des chirurgiens tout se ramenait au vieux
cuissard à pilon, la « jambe du pauvre » et à
l'antique pilon à marcher sur le genou fléchi. Leurs
conceptions opératoires étaient adéquates : si garder une portion du pied permettant la marche
directe (amputations de LISFRANC ou de CHOPART)
ou faire une désarticulation tibio-tarsienne à lambeau plantaire n'était pas possible, tous leurs soins
étaient apportés à permettre au mieux la marche
sur le genou fléchi ou sur un moignon de cuisse
long et portant.

La tragique expérience de la grande guerre nous
a sorti à jamais de cette prothèse simpliste. L'ortho-
pédie actuelle permet d'obtenir un rendement supérieur du membre amputé en utilisant, par des
dispositifs mécaniques appropriés, les qualités
anatomo-physiologiques de tout moignon. Et le
chirurgien doit désormais chercher à obtenir les

(1) F. MARTIN — *Essai sur les appareils prothét.*, 1850.

(2) FOUILLOY. — Mémoire sur la désarticulation de la cuisse.
Comptes rendus de l'Académie des Sciences, t. XX, 1843.

(3) GAUJOT et SPILLMANN. — *Arsenal de la chirurgie contemporaine.*
t. II.

moignons les meilleurs pour cette utilisation, ceux qui, toutes choses égales d'ailleurs, donnent le meilleur rendement et favoriser, pour chaque moignon, un ensemble de qualités anatomo-physiologiques concourant au même but.

Les plus importantes de ces qualités sont : la mobilité articulaire, la sensibilité et la puissance mécanique, celle-ci liée à l'existence de muscles suffisants coordonnés dans leur action.

Ceci amène à des conceptions thérapeutiques nouvelles.

La notion de puissance des moignons, étudiée au point de vue de la mécanique physiologique, conduit à proscrire, dans l'amputation de jambe, le lieu dit d' « élection », qui doit, suivant le mot de CHASSAIGNAC, rapporté par M. TUFFIER (1), devenir le « lieu d'exception » ; elle amène à déterminer, à la jambe aussi bien qu'à la cuisse, la longueur de moignon à conserver. Elle fait justice, en outre, du dogme classique « long moignon = long bras de levier ». **Elle indique qu'à la cuisse** (sauf exception possible pour l'amputation de GRITTI) **comme à la jambe, il faut placer le lieu d'élection à la limite inférieure du tiers moyen.**

La conservation ou plutôt le rétablissement de la sensibilité (sensibilité cutanée, articulaire et musculo-tendineuse) et de la coordination d'action des muscles, d'une part, l'entretien de la mobilité articulaire du moignon, d'autre part, nécessitent tout

______

(1) Th. TUFFIER. *Loc. cit.*

un traitement post-opératoire spécial après l'amputation. Les phénomènes consécutifs à ces interventions, mieux pénétrés, grâce aux acquisitions biologiques récentes, indiquent de plus de commencer ce traitement dès les premiers pansements, aussitôt que les risques de grandes complications sont écartés. Ces soins, outre une surveillanee soigneuse et attentive de la cicatrisation, comportent une gradation progressive dans l'usage du tapotement, du massage, de la mobilisation passive, puis active avec rééducation motrice par des exercices appropriés. L'adjonction de l'action des agents physiques (chaleur et lumière) est précieuse. Et ce traitement est couronné **par l'appareillage provisoire très précoce, avant même cicatrisation complète dans certains cas.**

La recherche du moignon portant de cuisse ou de jambe est condamnée : les auteurs allemands eux-mêmes, qui l'ont poursuivie pendant toute la guerre, ont récemment confessé leur erreur devant le bilan de leurs résultats. Von Gocht de Berlin a constaté : « On peut affirmer qu'il n'existe das de moignon de guerre à point d'appui terminal » (1). Il én résulte que la position de la cicatrice est très secondaire alors que ses autres qualités et son étoffe gardent de l'importance. De là, l'exclusion du souci de placer la cicatrice en bonne position pour garder seul celui d'éviter l'insuffisance primitive ou secondaire du moignon. Mais, tout en cherchant à éviter l'insuffi-

---

(1) Cité par PIERCKHAUSER. — *Uber tragfæhige Diaphysenstümpfe. Münch. med, Wochenschrift,* n⁰ 14, 1919.

sance primitive dans la mesure du possible, les indications cliniques urgentes remplies, la notion relative à la puissance du moignon que nous avons établie intervient et guide le chirurgien pour juger s'il sacrifiera de la longueur au soin de garder plus d'étoffe pour éviter les risques de lésions, de douleurs et d'ulcérations, ou s'il courra ce risque, quitte à rectifier ensuite le moignon pour garder toute la longueur possible. En fait, le sacrifice est permis lorsque, par ailleurs, la localisation des lésions permet de faire porter la section au voisinage de l'union du 1/3 moyen et du 1/3 inférieur de la jambe ou de la cuisse. Mais, comme nous l'avons écrit déjà : **sauf indication clinique formelle, jamais le chirurgien ne doit exécuter une intervention capable de donner une amputation du 1/3 supérieur de la cuisse ou de la jambe ou de transformer une amputation du 1/3 moyen en une amputation du 1/3 supérieur. A plus forte raison de raccourcir une amputation du 1/3 supérieur.**

La recherche systématique de la réunion par première intention, primitive ou secondaire, suivant que le facteur infection est ou non en jeu lors de l'amputation évitera l'insuffisance secondaire. Dans tous les cas, l'asepsie et la désinfection rigoureuse et précoce sont d'importance fondamentales et le contrôle bactériologique de la plaie utile.

L'étude des moignons pathologiques montre enfin qu'à côté d'affections dues à des causes purement locales, dont l'ostéite est la plus fréquente, la conicité mise à part, il existe des affections causées ou entretenues par un état général défectueux.

En présence de tout moignon pathologique une radiographie doit en être faite systématiquement et un examen général approfondi du mutilé pratiqué si la lésion persiste ou récidive (examen clinique et recherches de laboratoire telles que analyse d'urine, réaction de BORDET-WASSERMANN, etc...).

Le traitement des moignons pathologiques découle de cette double pathogénie de leurs lésions : il comporte s'il y a lieu un traitement général associé au traitement local. Celui-ci, même en cas d'ostéite, ressortit avant tout à la physiothérapie (héliothérapie et aérothermothérapie en particulier). On doit être sobre d'interventions chirurgicales que l'on ne pratique que lorsque les agents physiques et le traitement général n'ont plus aucune action d'une façon manifeste, sur l'évolution des lésions. Ce faisant, on risque moins de diminuer la puissance d'un moignon déjà court en le raccourcissant encore par une recoupe si économique soit-elle, suivie de récidive.

INDEX BIBLIOGRAPHIQUE

J. Amar. — Recherches sur la valeur fonctionnelle des moignons de l'appareil locomoteur et la technique prothétique. *Rev. de Chir.*, n⁰ˢ 5 et 6, t. LIII, 1917, et n⁰ˢ 5 et 6, t. LV, 1918.

J. Amar. — Organisation physiologique du travail, 1916.

B. Bell. — Cours complet de Chirurgie. Amputations. Trad. E. Bocquillon, t. VI, 1796.

Broca et Ducroquet. — La prothèse des amputés en chirurgie de guerre, 1917.

C.-W.-G. Bryan. — Journ. of the Roy. Arm. Medic. Corps, t. XXVI, n° 3, 1916.

Dehelly et Dumas. — Bull. de la Soc. de Chir. de Paris, t. XIII, n° 18, 1916.

Farabeuf. — Précis de Manuel opér., 1914.

Fouilloy. — Mémoire sur la désart. de cuisse. *Comptes rend. de l'Acad. des Sc.*, t. XX, 1843.

Baron D.-J. Larrey. — Clin. Chir., t. III, *Amput.*, 1829.

F. Martin. — Essai sur les appareils prothét., 1850.

T. Mériel. — Paris Méd., 5 août 1916.

Purckhauser. — Münch. Mediz. Wochenschrift, 1919, n° 14.

E. Quénu. — Etude sur les plaies du pied. *Rev. de Chir.* t. LII, 1917.

Sabatier. — De la Méd. op. Amput., t. III, 1810.

Ch. Sédillot. — Traité de Méd. op. Amput., 1865.

Th. Tuffier. — L'état fonct. des moignons des amputés de guerre en 1914-1915. *Arch. de Méd. et Pharm. milit.*, mars 1916.

Th. Tuffier. — Rapport sur les amput. à la Conf. chir. interal. *Arch. de Méd. et Pharm. milit.*, n°s 1, 2, 3, t. LXVIII, 1917.

Velpeau. — Nouv. élém. de Méd. op. Amput., 1839.

Th. Weiss. — De l'application à la Chirurgie civile des enseignements de la guerre. *Rev. Méd. de l'Est*, t. XLVIII, 1920.

Ch. Willenms. — Rapport sur les amput. à la Conf. Chir. interal. *Arch. de Méd. et Pharm. milit.*, t. LXVIII, n°s 1, 2, 3, 1917.

TABLE DES MATIÈRES

ERRATA

Pages 6 : Lire *entité* au lieu de *entitité*.
— 25 : Lire *perturbation* au lieu de *pertubation*.
— 28 : Lire *rapportée* et non *rapportées*.
— 58 : Lire *adhérente* et non *adhérent*.
— 59 : Lire *appareillables* et non *appareillable*.
— 60 : Lire *inhérentes* au lieu de *adhérentes* au **squelette**.
— 61 : Lire *concomitante* et non *comomitante*.
— 70 : Lire *traitement causal* et non *caustal*.
— 73 : Lire *ichtyose* et non *échtyose*.
— 75 : Lire nous a *sortis* au lieu de *sorti*.
— 76 : Lire *lieu* et non *lien* d'exception et d'élection.
— 77 : Renvoi : Purckhauser et non Pierckhauser.

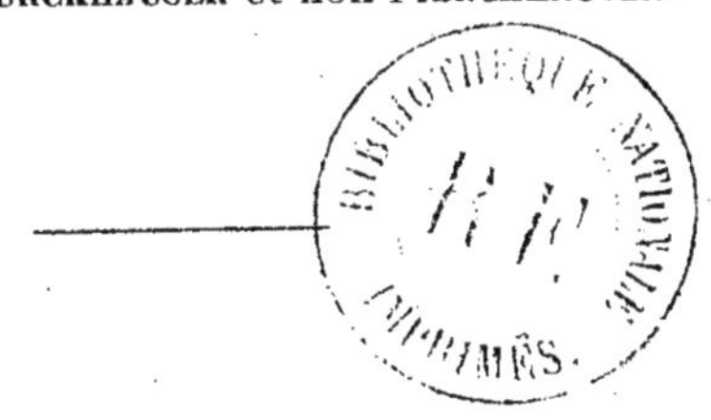

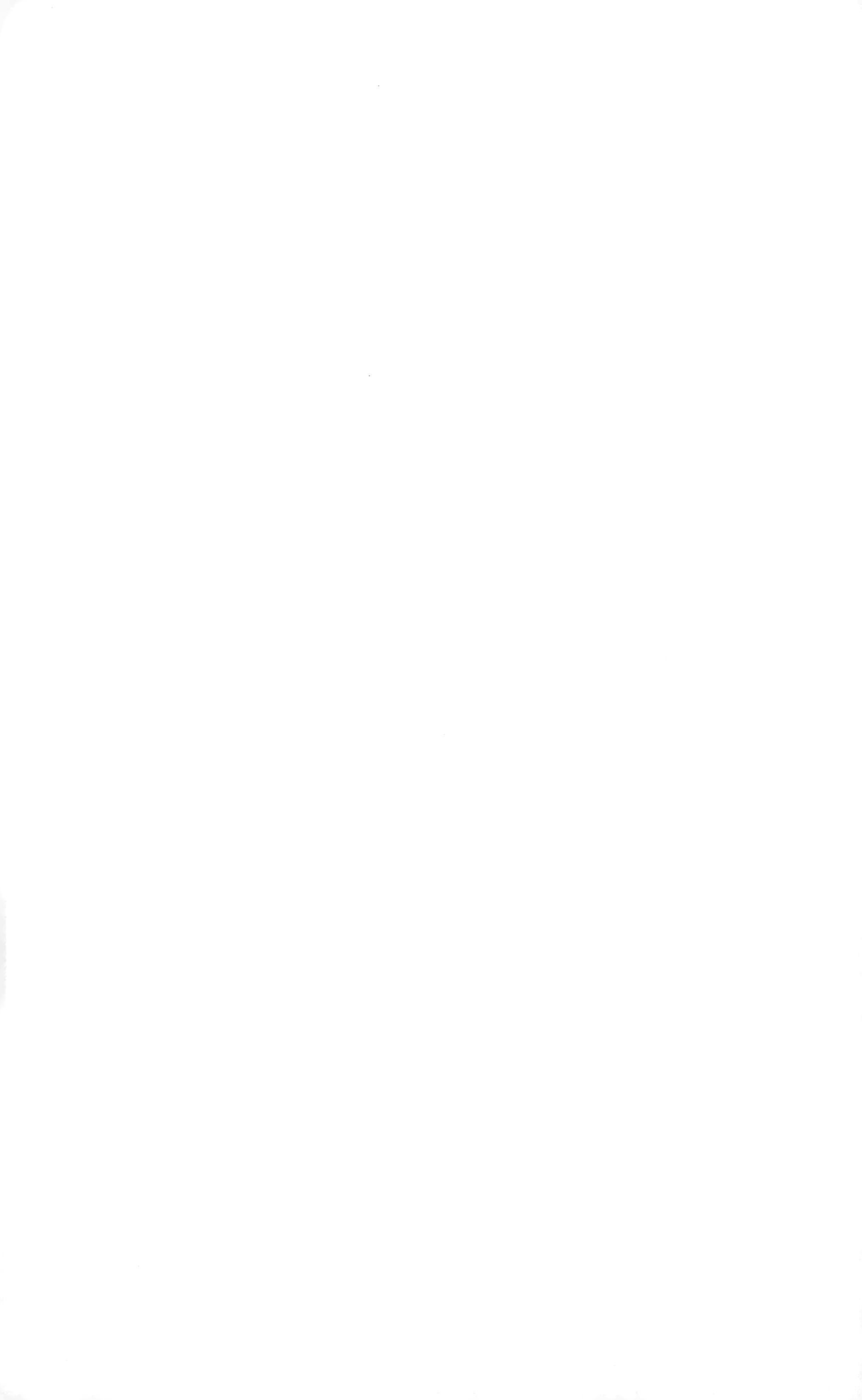